I0031029

C 155
24

T. 3608.
Qza.

MANUEL

DU

BAIGNEUR SANS BAIGNOIRE.

IMPRIMERIE DE E.-J. BAILLY, PLACE SORBONNE, 2.

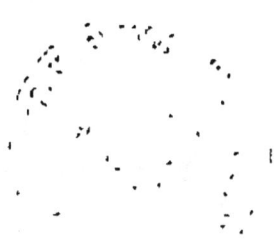

MANUEL

DU

BAIGNEUR SANS BAIGNOIRE

OU

MOYEN SIMPLE,
ÉCONOMIQUE ET FACILE DE TRAITER

UN GRAND NOMBRE DE MALADIES;

D'APRÈS LES PRINCIPES DU PROFESSEUR

MATHIAS MAYOR,

Chirurgien en chef de l'Hôpital de Lausanne.

PUBLIÉ ET ÉDITÉ

Par quelques Amis des pauvres et des malades.

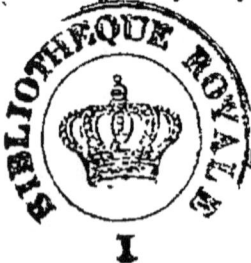

BIBLIOTHÈQUE ROYALE

I

PARIS.

SAGNIER ET BRAY, LIBRAIRES-ÉDITEURS,
RUE DES SAINTS-PÈRES, 64.

LABÉ, LIBRAIRE,
PLACE DE L'ÉCOLE-DE-MÉDECINE, 4.

1846

AVANT-PROPOS

DES ÉDITEURS.

M. Mathias Mayor vient de faire paraître une brochure sur *les Bains sans baignoires*. Cet opuscule contient une masse de faits qui méritent d'être portés à la connaissance du public. Mais comme il est écrit pour les hommes de l'art, les mots techniques et les discussions scientifiques qui y abondent ne permettent pas que ce travail soit populaire. Nous avons donc invité l'auteur à le revoir et à le rédiger de manière à pouvoir être compris et mis en pratique par le plus grand nombre. Il s'est rendu à nos instances et s'est empressé de mettre la main à l'œuvre ; il en est résulté ce petit *Manuel*, qu'on peut considérer comme une nouvelle édition, revue et corrigée, de son mémoire. Il est écrit d'une manière si claire, si précise et si simple , qu'il doit être rangé au nombre des plus précieuses acquisitions de la médecine et de la chirurgie populaires.

M. le professeur Mayor est, depuis quarante-deux ans, chirurgien en chef de l'hôpital de Lausanne, membre correspondant de l'Académie de Médecine de Paris et des principales Sociétés savantes de l'Europe. Il est l'auteur d'un grand nombre d'ouvrages pratiques et estimés, tels que le *Manuel des Sages-Femmes*, le *Traité sur le Cathétérisme au moyen* de procédés et d'instruments particuliers; un *Nouveau Système de déligation chirurgicale*; des Mémoires sur le *Traitement spécial des fractures et des luxations*, sur les *Principes et les moyens de l'orthopédie*, sur la cautérisation, les hernies, le coton, la charpie, le fil de fer comme moyen contentif, les irrigations froides, les pessaires, un cadre clinique, les extirpations en général et, en particulier, sur la ligature en masse.

Ces travaux sont réunis en grande partie dans la *Chirurgie simplifiée*, en deux gros volumes, laquelle doit être considérée comme la troisième édition des ouvrages ci-dessus.

La plupart des journaux de médecine contiennent, d'ailleurs et depuis nombre d'années, des articles originaux de ce praticien.

Enfin, depuis deux ans, M. Mayor a publié sa *Médecine et Chirurgie populaires*, et les *Excentricités chirurgicales*, *ou nouveaux Mémoires pour servir à la réforme et au perfectionnement de la médecine opératoire.* Ce dernier ouvrage embrasse une foule de sujets-très-importants ; tels que les *Pansements imperméables, l'amputation par des moyens plus expéditifs et moins douloureux, le traitement des déviations latérales du bassin, celui des ankyloses, des fractures, par les linges gommés d'avance, les principes de la version, etc.* [1].

Le but constant et hautement avoué de notre auteur, dans tous ses écrits, est la réforme et le perfectionnement de la chirurgie, basée sur la *simplicité* et la *mécanique appliquée.* M. Mayor tend à son but, en dépit des pratiques routinières les plus obstinées, et de l'opposition la plus systématique et la mieux organisée. Mais il triomphera des abus

---

[1] Tous ces ouvrages se trouvent chez Labé, libraire, place de l'École-de-Médecine, à Paris.

qu'il signale et des obstacles qu'on lui suscite; sa constance opiniâtre, son zèle à toute épreuve et son ardent amour du bien, en sont les plus sûrs garants.

Nous avons, du reste, la conviction que le *Manuel du Baigneur sans baignoire* amènera puissamment cette réforme dont tout le monde sent la nécessité. Cet ouvrage fera encore mieux connaître ce Nestor des chirurgiens, et justifiera la confiance que lui accordent, depuis long-temps, les hommes véritablement ins-truits de l'Europe.

M. le professeur Mayor a accueilli la plupart des observations que nous avons cru devoir lui faire, dans l'intérêt de ce Manuel et de la classe nombreuse à la-quelle il est particulièrement destiné. Il assume, d'ailleurs, toute la responsabi-lité de ses nouvelles doctrines, qui sont, du reste, le fruit de plusieurs années d'une pratique heureuse et de nombreuses observations. Nous le laisserons donc parler, convaincu que rien ne pourrait remplacer la simplicité, l'énergie et la clarté de son style.

INTRODUCTION.

———

Les bains tièdes et chauds, appliqués
sur tout le corps ou sur l'une de ses
parties seulement, sont comptés, à juste
titre, et seront toujours rangés au nombre des moyens les plus propres à prévenir, soulager ou guérir une partie des
maux qui affligent l'humanité. Malheureusement, la manière de les adminis-
trer et de les prendre est défectueuse,
incommode, dispendieuse, embarras-
sante, absurde, au rebours du bon sens,
parfois même dangereuse et, presque
toujours, hors de la portée de cette

classe nombreuse de la société, qui n'a pas les moyens de se faire soigner, dans ses maladies et dans les fréquents accidents auxquels elle est exposée.

Il est donc urgent de revoir cette importante matière, de la présenter sous son véritable point de vue et de la mettre, enfin, à la disposition du plus grand nombre et de toutes les classes, en la ramenant à sa plus grande simplicité.

Deux choses sont indispensables dans un bain : le *contenant* et le *contenu*. Le premier consiste en un vase de bois, de pierre ou de métal, toujours de grande dimension, *à parois dures, fermes, solides et écartées les unes des autres*. Le second est composé d'une certaine quantité d'eau, presque toujours *très-considérable*.

Or, il s'agit de savoir, si cette grande dimension et cette solidité des baignoires, ainsi que cette énorme quantité de liquide, sont absolument nécessaires pour obtenir d'un bain le salutaire effet qu'on a droit d'en attendre.

Pour éclaircir ces deux questions et afin de faire ressortir nettement les conséquences qui résultent de ce double examen, jetons un coup d'œil sur deux choses assez communes et qui ont un rapport très-intime avec les bains : ce sont les *cataplasmes* et les *fomentations*.

Les *cataplasmes* et les *fomentations* ont d'abord ce point, essentiel et caractéristique, de commun avec les bains : de mouiller, humecter, tremper, arroser, lessiver immédiatement la peau; c'est-à-dire de la *baigner*, au moyen d'une simple *couche* de liquide. Je dis *couche*, parce que le bain le plus monstrueux et qui serait pris au milieu de l'Océan, d'un lac, d'un étang ou d'une immense baignoire, ne peut toucher le corps que par une très-mince surface de l'eau qu'ils contiennent. La quantité de liquide [1] n'est donc pas la chose importante dans les bains ; mais ce qui les distingue essentiellement les uns des autres, c'est la composition particulière de ce liquide, son degré de chaleur et la durée plus ou moins longue de son action sur la peau.

Il est hors de doute, d'autre part, que le contenant d'un cataplasme ou d'une fomentation ne présente nullement un assemblage de parois solides et placées à distance les unes des autres ; ce n'est, au contraire, qu'un linge souple et flexible, qui en fait tous les frais et qui se pénètre si bien de tout le liquide, que celui-ci peut agir exactement comme dans une baignoire ordinaire : nous

[1] Nous devons rappeler qu'il n'est ici question que des bains *tièdes* ou *chauds*, appliqués dans les cas de maladie où ils conviennent.

verrons même qu'il agit avec beaucoup plus d'efficacité.

Les cataplasmes et les fomentations sont donc de *vrais bains locaux*, et il ne leur manque, pour être *généraux*, que d'avoir assez d'étendue pour entourer le corps tout entier. Les bains de pieds, de jambes, de mains, de bras pourraient donc, à leur tour, être considérés comme des fomentations ou des cataplasmes appliqués sur ces diverses parties. Ne dit-on pas communément d'une personne qui a une abondante transpiration, qu'elle est *baignée dans sa sueur?* Et d'un malheureux blessé, qu'il est *baigné dans son sang?* Le nom n'y fait donc rien, la chose reste la même et nous pourrons, avec raison, désigner les cataplasmes et les fomentations par le mot de *bain*, qui sera compris par tout le monde.

Ce sera, d'ailleurs, d'autant plus exact,

que, comme nous le verrons bientôt, les
cataplasmes et les fomentations cesseront
d'être usités, et que, pour le bien des
malades, comme pour la plus grande
commodité de ceux qui leur donnent
des soins, ces remèdes seront remplacés,
très-avantageusement, par [nos *bains
sans baignoires*.

On comprendra facilement la raison
de cette suppression, si l'on réfléchit
que la mie de pain, la farine de graine
de lin, la mauve et tant d'autres substances sont cuites avec de l'eau, non
pas tant pour dégager et obtenir un
principe adoucissant et émollient, mais
pour combiner, associer et incorporer
une certaine quantité de cette même
eau à tous ces objets, sous la forme
d'une bouillie ou d'une pâte. En l'amal-
gamant de la sorte, on a le grand avantage de la fixer en très-petite quantité et
de la porter commodément, sur telle ou

telle partie du corps, sans qu'elle puisse
s'écouler. Et, comme elle se trouve
intimement liée et mêlée avec une
épaisse couche de substances étrangères,
elle ne peut pas facilement s'évaporer.
Ces corps étrangers (la mie de pain, la
graine de lin, etc.) ne figurent donc
qu'en qualité de simples porteurs de
l'eau ; de sorte que l'on peut, sans aucun inconvénient, leur substituer des
objets plus simples encore et, surtout,
plus faciles à trouver et à préparer. Il en
existe un grand nombre, que nous indiquerons et qui ne nous laisseront que
l'embarras du choix.

On aurait dû comprendre tout cela,
s'affranchir, par conséquent, des lourds,
sales et dégoûtants cataplasmes, et s'en
tenir aux fomentations. Il semble même
que celles-ci étaient faites pour séduire
les médecins et les engager à adopter
exclusive   ode de bain ; mais

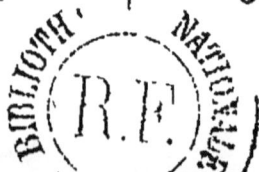

BIBLIOTH. NATIONALE R.F.

l'humidité qu'elles répandent autour du point où on les applique, leur prompt dessèchement et la nécessité de les renouveler souvent, si elles ne sont pas protégées par un tissu imperméable; tous ces inconvénients ont fini par donner gain de cause aux cataplasmes et par les perpétuer, jusqu'à nos jours, comme bains locaux.

En recourant au tissu imperméable, lorsqu'on faisait usage des fomentations, on aurait dû s'apercevoir, du moins, que ce tissu, appliqué avec soin, remplit parfaitement l'office d'une baignoire et qu'il permet de supprimer avantageusement ce vase énorme.

Par là, on aurait évité les fâcheuses conséquences qui résultent souvent des bains, tels qu'on les prend aujourd'hui. On ne l'a pas fait, et cette impardonnable négligence, je dirai plus, ce mépris des principes a eu pour résultat :

1° De consacrer l'usage routinier et absurde des bains, tel qu'il existe partout, et qui rend ceux-ci impossibles pour le plus grand nombre;

2° De nous priver des moyens simples, faciles et raisonnables d'y suppléer, par une légère toile et par quelques gouttes de liquide.

3° De compliquer, à pure perte, les moyens de porter l'eau, de la contenir, de la chauffer et d'assujétir les bains sur les organes qui en ont besoin; et

4° De ne pas restreindre l'usage des bains aux parties seules qui les réclament, mais de les prodiguer, de la manière la plus déraisonnable, à celles, bien plus considérables et plus nombreuses, qui sont en parfaite intégrité.

Aussi serait-on tenté, si l'on ne plaignait pas les pauvres victimes de la prétendue science, de rire au nez de leurs docteurs, quand on les voit prescrire gra-

vement de *grands* bains, pour... un torti-
collis, un mal à l'articulation de l'épaule,
de la cuisse, du genou! Et pourtant, ce
bel effort d'une rare imaginative se ré-
pète encore, chaque jour et des milliers
de fois par jour, depuis un temps immé-
morial, surtout dans le traitement des
hautes classes de la société! C'est que
l'impérieuse routine, rebelle à l'obser-
vation et à la réflexion, n'a jamais voulu
qu'il en fût autrement, et nous verrons
qu'elle l'emportera, longtemps encore,
sur les conseils de la sagesse et de la
raison.

MANUEL

DU

BAIGNEUR ¹ SANS BAIGNOIRE.

CARACTÈRES DES BAINS SANS BAIGNOIRES.

Ce qui donne une si grande valeur à ces bains, c'est que, au rebours du mode actuel, ils sont l'imitation, presque parfaite, du moyen dont se sert la bonne et sage nature. Tout, en effet, est si simple, dans les opérations de celle-ci, qu'on y trouve, à chaque pas, la consécration de cet axiome : *Que simple et naturel sont toujours synonymes.*

---

¹ On sait que le mot *baigneur* s'applique aussi bien à la personne qui prend un bain qu'à celle qui l'administre ; c'est à l'une et à l'autre que nous nous adressons.

La nature procède, ici comme partout, non-seulement avec beaucoup de simplicité, mais encore avec uniformité, constance et avec très-peu de moyens. Nous devons donc chercher à en faire autant ; mais, pour faire mieux apprécier cette identité de procédés et de moyens, nous indiquerons en quoi consiste notre système de bains, lorsqu'il s'agit :

1° De porter l'eau du bain sur tous les endroits où nous voulons qu'elle agisse ;

2° D'empêcher cette eau de s'évaporer, de s'écouler et de mouiller les objets qui se trouvent autour du bain ;

3° De chauffer ce bain et de le maintenir à la température jugée nécessaire ;

4° Enfin, de fixer convenablement le tout, soit sur le corps entier, soit sur une ou plusieurs de ses parties qu'il s'agira de baigner.

Arrêtons-nous un moment sur chacun de ces points, que nous appellerons les bases ou les éléments des bains sans baignoires.

ÉLÉMENTS DES BAINS SANS BAIGNOIRES.

ARTICLE Iᵉʳ.

MOYENS DE PORTER L'EAU.

Il faut d'abord choisir le liquide dont on croit devoir faire usage ; ce sera, par conséquent :

1° De *l'eau simple* ou à laquelle on ajoutera de *l'amidon*, du *sucre*, du *miel*, du *lait* ou de la *crême*, s'il est question d'un bain émollient ou calmant.

2° De l'eau, dans laquelle on aura fait cuire des *mauves*, de la *guimauve*, de la *graine de lin*, du *riz*, de *l'orge*, si l'on veut augmenter cette action émolliente.

3° Une infusion de *fleurs de sureau*, de *camomille*, de *sauge*, de *mélisse*, de *menthe* ; de l'eau *blanche* ou de *Goulard*, de l'eau *vinaigrée*, *vineuse* ou *aromatisée*, si l'on craint de trop *amollir* ou *relâcher*.

4° De l'eau, à laquelle on aura ajouté du *soufre*, du *sel* de cuisine, des *têtes de pavot*, de l'*opium*, de la *belladone*, de la *ciguë*, du *laurier-cerise*, de l'*aconit*, de l'*iode*, du *sublimé*, etc.; si le médecin a des motifs particuliers pour employer tel ou tel de ces médicaments.

5° Une eau *thermale*, *naturelle* ou *artificielle*.

Le choix du liquide étant fait, on trempe un corps qui ait la propriété de s'en imbiber et de s'en charger assez facilement; tels sont, par exemple, le *papier*, le *carton*, l'*étoupe*, l'*amadou*, l'*éponge*, le *coton*, la *laine*, la *soie*, l'*herbe*, des *feuilles tendres*, etc.; les *tissus* fabriqués avec le *lin*, le *chanvre*, la *soie*, la *laine*, etc. La *flanelle*, les *tricots fourrés*, les *draps*, les *linges usés et souples* méritent la préférence.

On plonge l'un ou l'autre de ces objets dans l'eau en question, on le presse convenablement et à plusieurs reprises, afin qu'il soit *bien pénétré par le liquide*, que, cependant, *il n'en soit pas inondé*, afin de ne pas mouiller inutilement les parties environnantes. Ensuite on plie l'étoffe en plu-

sieurs doubles, ou bien on fait des pa-
quets ou des masses avec les autres objets,
et on les applique, en les étendant sur
l'endroit qu'on veut baigner.

Toutefois et comme il s'agit principalement ici de recouvrir, le plus rapidement et
le plus promptement possible, le corps entier ou l'une de ses parties, on fera très-bien
d'avoir recours à de simples *chaussettes*, s'il
s'agit de baigner les *pieds ;* à des *bas*, s'il
est question des *jambes ;* à un *caleçon et des
bas* pour un demi-bain, et à un *gilet à
manches*, ajouté aux *objets ci-dessus*, pour
composer un *bain entier*. Un grand drap,
une couverture de coton ou de laine, de
grands châles pourront être employés aussi,
pour porter promptement le liquide sur
tout le corps ou sur plusieurs de ses parties.

On voit donc qu'il existe, tout autour
de nous, une foule d'objets très-propres
à porter l'eau d'un bain, et on ne sera
nullement embarrassé lorsqu'on en aura
besoin. Il suffira, pour s'en servir, de les
humecter tout uniment avec le liquide en

question, pour qu'ils soient propres, immédiatement et sans autre préparation, au but qu'on se propose. Ajoutez, d'ailleurs, que le corps étranger, qui sert à transmettre le liquide, n'a sur celui-ci aucune action quelconque, pas plus que la chemise ou le drap dont on a coutume d'envelopper un baigneur. En un mot, tous les corps que j'ai désignés comme des *porte-liquides* sont tellement *inoffensifs* et *nuls*, qu'on peut indifféremment prendre l'un ou l'autre, selon qu'il se trouve sous la main, et ne considérer que le liquide seul qu'il importe de faire agir.

Au nombre des porte-liquides de premier ordre et pour des bains généraux, on devra compter les *robes de chambre de flanelle* et celles qu'on nomme *robes de bain et peignoirs*. Si l'on s'est muni *des mêmes objets en toile imperméable*, on considérera les uns et les autres comme étant de première nécessité et bien autrement utiles, dans une habitation, que la plus commode et la plus élégante chambre de bain. Les personnes charitables, qui habitent la campagne ou les quartiers de villes dans lesquels se trouvent beaucoup d'ouvriers et de pauvres, ne manqueront pas d'occasions de s'en servir ou de les mettre à la disposition des malheureux qui en auront besoin. Tout cela se fera certainement un jour; mais il faut du temps, pour faire entrer dans les esprits les choses les plus simples et les plus claires.

ARTICLE II.

MOYENS DE CONTENIR L'EAU.

Il est évident que les objets que nous venons de passer en revue, dans l'article précédent, ne tarderaient pas à se dessécher, s'ils n'étaient pas préservés du contact de l'air; et qu'ils agiraient fort mal, si l'on ne s'empressait pas de les recouvrir, de manière qu'ils puissent conserver le liquide. comme une baignoire, et le maintenir dans des conditions convenables.

Pour arriver à ce but, nous n'avons eu à consulter que le simple bon sens, et il nous a dit : qu'il n'est nullement nécessaire de recourir au bois, au marbre ou au métal, dont se composent ordinairement ces vases larges, durs, lourds et embarrassants qu'on appelle *baignoires ;* mais qu'on peut les remplacer, très-efficacement et très-heureusement, par un tissu souple, léger, mince et facile à manier, pourvu qu'il soit de nature à ne pas laisser échapper l'humidité et à être, par conséquent, *impénétrable* ou *imperméable* à l'eau. Cette toile aura donc précisément les qualités opposées à celles des corps dont nous avons parlé à l'article précédent, puisque ceux-ci se laissent facilement gonfler par tous les liquides avec lesquels ils sont mis en contact.

Les *tissus imperméables* sont analogues au *taffetas gommé,* à la *toile cirée,* aux étoffes en *caoutchouc,* aux *vessies,* etc. Lorsqu'ils sont convenablement appliqués

et pressés sur les *porte-liquides* mentionnés
à l'article 1er, ceux-ci sont, à l'instant, hermétiquement emprisonnés et comme dans
une boîte bien fermée; et il est, sinon
impossible, au moins très-difficile qu'ils
laissent échapper trop vite leur humidité.
Aussi la conservent-ils pendant environ 12
heures et plus, suivant qu'ils sont plus
épais ou plus fourrés, et que le liquide est
moins susceptible de s'évaporer.

Pour conserver l'humidité et la vapeur,
l'enveloppe imperméable devra toujours
être d'une plus grande dimension que le
porte-liquide qu'elle renferme, afin que
ses bords puissent s'appliquer exactement
à la peau; et ils devront s'y coller si bien,
qu'ils soient capables d'intercepter toute
issue au liquide et à sa vapeur chaude,
ainsi que toute entrée à l'air extérieur.

Mais, pour que l'enveloppe proposée
puisse rendre tous les services qu'on a
droit d'en attendre, il faut qu'elle rem-
plisse les conditions suivantes :

2.

1° Qu'elle soit parfaitement impénétrable à l'eau ;

2° Que son application en soit facile sur tout, partout et pour tous ;

3° Que la composition en soit innocente ; c'est-à-dire, qu'elle ne soit pas de nature à offenser la peau sur laquelle elle est appliquée ;

4° Qu'elle soit de durée et que l'usage répété, le manque de soins, le froissement ne puisse pas l'altérer et lui faire perdre son imperméabilité [1] ;

5° Qu'on puisse, enfin et au besoin, la confectionner soi-même et, dans tous les cas, l'acheter à bas prix.

Il est divers moyens, plus ou moins bons et faciles, de rendre la toile imperméable ; mais celui qui, par sa simplicité, est plus à la portée de chacun, consiste à imbiber cette toile, d'*huile de lin* CUITE *ou*

[1] Défauts contraires, qu'on reconnaît dans la plupart des étoffes fabriquées jusqu'à présent, telles que le taffetas gommé, la toile cirée, etc.

SICCATIVE. C'est celle dont se servent les peintres et qui a la propriété, en se desséchant, de remplir les vides qui existent entre les fils de la toile. Il importe donc que ces fils soient serrés et très-rapprochés les uns des autres, sans quoi les intervalles qui se trouvent entre eux seraient trop considérables, trop difficiles à combler, et l'huile desséchée pourrait s'écailler et faire des trous qui laisseraient passer l'eau.

La meilleure manière d'opérer l'imbibition de cette huile est de tendre, sur une table ou une planche, une toile de lin ou de chanvre ; mais le meilleur tissu (parce qu'il est moins cher), est celui de coton, connu sous le nom de *calicot*. Il suffit de le frotter, sur une face seulement, avec un pinceau, une éponge ou un chiffon, qu'on aura trempés dans l'huile. On expose ensuite l'étoffe en plein air, jusqu'à ce qu'elle soit parfaitement sèche ; ce qui est l'affaire de quelques jours.

Le meilleur imperméable sera celui qu'on confectionnera en grand, parce qu'on aura tous les avantages dont on est privé dans les maisons particulières. L'industrie parviendra, d'ailleurs et sans trop tarder, à livrer cette toile à très-bon compte et avec les qualités qui lui sont indispensables.

Heureux ceux qui chercheront à réaliser ce programme ! Leur zèle éclairé trouvera déjà sa récompense, dans la reconnaissance et les bénédictions de l'humanité souffrante ; en attendant celle qui est réservée à tous ceux qui consacrent leur vie et leurs talents au soulagement de leurs semblables.

Afin que cette précieuse toile puisse, dans son application, remplir toutes les fonctions qui sont attribuées aux baignoires, et plus exactement encore que ces dernières, on l'étend, la roule, l'arrange et la presse, le plus promptement et le mieux possible, sur le *porte-liquide*, aussitôt qu'il est mis en place. Pour que cette opération puisse se faire à l'instant et dans toutes les circonstances, souvent imprévues, on voudra probablement se munir de *chaussettes*, de *bas*, de *caleçon*, de *gilet à manches*, d'une *chemise*, d'une *robe de chambre* même, *en tissu imperméable*. Quelques *sacs, ouverts par les deux bouts,* seront trouvés très-commodes encore, pour baigner les petits enfants, le buste, ainsi que les deux jambes réunies, et même le corps tout entier d'un adulte.

Nous croyons, du reste, qu'une fois le principe reconnu et son application jugée salutaire, on ne tardera pas à se pourvoir de ces baignoires portatives, soit par le concours de l'industrie, soit en les confectionnant dans certains ménages.

La main pourra, dans quelques cas, servir d'imperméable excellent, lorsque le mal sera circonscrit et de peu d'étendue; tel est, par exemple, le *devant du cou*, dans le *croup;* l'*aine* ou le *nombril*, dans une *hernie étranglée;* l'*œil*, dans une *vive inflammation;* l'*épaule*, dans une *luxation;* le *pied* et la *main*, dans une *entorse*.

Disons, par anticipation, que, dans les

circonstances mentionnées aux deux articles suivants, la main pourra servir soit
comme moyen de chauffer le liquide, soit,
surtout, pour fixer et comprimer le bain,
sur certaines parties et dans quelques affections peu étendues ; nous venons de signaler les principales.

La main aurait donc le privilége d'être,
tout à la fois, un imperméable de premier
ordre, un moyen de chauffage parfait et
un agent provisoire, aussi sûr que commode, de fixation et de compression, ajouté
à l'action de nos bains. Cette triple action,
ne dut-elle durer que quelques instants,
n'en serait pas moins précieuse.

ARTICLE III.

MOYENS DE CHAUFFER L'EAU.

On voit déjà que nos bains auront, toujours et à peu de chose près, la température
des corps sur lesquels ils seront appliqués;

et qu'ils resteront à ce même degré de
chaleur, durant tout le temps qu'ils seront
en action. C'est là un des grands avantages qu'ils ont sur les bains, tels qu'on les
donne et les prend partout. Il est rare, en
effet, que ceux-ci se trouvent au degré
convenable de température, et qu'ils ne
soient pas pris, tantôt trop chauds et le
plus souvent trop froids, surtout en hiver,
dans des appartements mal chauffés, sans
un thermomètre pour guide et sans être
entouré de soins intelligents. On sait, d'ailleurs, que l'évaporation est très-considérable sur la masse d'eau d'un grand bain ordinaire, et qu'elle a lieu aux dépens de la
chaleur de ce dernier; chaleur dont celle
du corps baigné ne peut, en aucune façon,
compenser la déperdition. C'est tout le contraire avec nos bains.

Le point si important et souvent déci-
sif, d'avoir de l'eau chaude à sa disposition, chaque fois et au moment même où
l'on devra prendre un bain soit partiel,
soit général, dans un cas urgent, dans l'a-

sile du pauvre et de l'homme de peine, dans les campagnes, en voyage, en présence comme en l'absence du médecin; ce point ne fera jamais défaut un seul instant, et voici pourquoi :

1° Chaque bain, quelque étendu qu'il soit, ne requiert jamais qu'une très-petite quantité d'eau; puisqu'il ne s'agit que d'imbiber et d'humecter l'un des objets dont nous avons parlé à l'art. 1er; et qu'un demiverre de liquide, par exemple, suffit pour un bain de pieds ou de jambes.

2° Il est, par conséquent, facile de chauffer promptement ce peu de liquide, par les moyens ordinaires et

(a) En le tenant, un instant seulement, dans un vase, sur des braises ou de la cendre chaude, ou même sur la flamme d'une chandelle ou d'une lampe.

(b) En tournant et retournant le porteliquide, dans des mains chaudes.

(c) En l'appliquant, pendant quelques minutes, sur une ou deux personnes en bonne santé et qui auront chaud.

(*d*) En plaçant, tout simplement et quoique froid, le porte-liquide sur l'individu même qu'il s'agit de baigner, à moins que des circonstances graves n'y mettent obstacle.

On ne sera pas surpris de ce dernier précepte et de sa valeur, quand on réfléchira que la petite portion d'eau froide qu'on emploiera sera bientôt moins saisissante, puis successivement tiède et chaude. On a, pour garants de ce résultat, la chaleur naturelle de la peau et tous les secours qui sont à notre disposition, pour élever rapidement la température du liquide, la maintenir à un degré donné, et même l'augmenter considérablement, si cela est nécessaire.

On sera, d'ailleurs, d'autant plus rassuré, à ce sujet, qu'on sait maintenant, par des faits aussi nombreux que bien constatés, qu'en s'enveloppant dans un drap de toile ou dans une couverture de laine, qu'on aura trempée dans l'eau froide et bien tordue, on ne tarde pas, si l'on se met au lit, *même sans imperméable*, à ressentir une extrême chaleur et qui va jusqu'à provoquer une sueur abondante [1].

Or, cette chaleur et cette transpiration, une fois obtenues, rien ne sera plus facile que de la maintenir et conserver, à volonté, sous notre imperméable; il ne s'agira que de recourir à l'un des moyens suivants, qui se trouvent presque toujours sous la main :

(*a*) Au lit et à ses couvertures ou duvets, dont on pourra entourer la personne à laquelle on donne un bain, soit de tout le corps, soit un demi-bain, un bain de siége, de ventre, de dos, de jambes, etc.

(*b*) A défaut de lit, on aura des vêtements ou un appartement chauds, un feu de poêle ou de cheminée.

(*c*) A un chauffe-lit, à des bouteilles pleines d'eau chaude, à de petits sacs d'avoine grillé, des sachets de son, de sable,

---

[1] Pourquoi les *hydrosudopathes*, c'est-à-dire ceux qui conseillent l'usage de l'eau très-froide en application et en boisson, comme principale médication, ne recommanderaient-ils pas aussi les *imperméables*, pour ne pas inonder les lits de leurs malades?

de sciure de bois, de cendres, etc., qu'on aura chauffés d'une façon quelconque.

(*d*) Il en sera de même d'un fer à repasser, d'une pelle à feu, d'une assiette ou d'un plat, qu'on aura chauffés, plus ou moins fortement. On peut parvenir sur-le-champ à cet heureux but, en plongeant, pendant quelques secondes seulement, l'un ou l'autre de ces objets dans de *l'eau chaude* ou *bouillante*.

(*e*) On peut aussi chauffer le liquide par les objets eux-mêmes qui en sont imprégnés, en les tenant dans des mains chaudes ou sur un corps chaud ; nous l'avons déjà dit.

Tous ces moyens pourront être mis en usage, avec un plein succès, non-seulement pour rappeler et entretenir la chaleur du bain, mais encore pour l'augmenter considérablement, s'il y a lieu.

On aura recours également, dans certains cas extraordinaires, aux expédients que voici :

Si l'on veut soumettre à une température très-élevée, le corps d'une personne déjà enveloppée de son bain, on la placera, commodément et judicieusement, dans une baignoire vide, un tonneau, un cuvier, une pétrissoire, ou même dans un lit dont on soutiendra les couvertures par des cerceaux, de manière à ce qu'elles ne touchent pas le corps. On mettra, alors et à côté du patient, un vase contenant de l'eau bouillante, qu'on maintiendra en ébullition en y jetant fréquemment de petits cailloux fortement chauffés au feu; ou bien on fera brûler un peu d'esprit de vin qui remplacera très-bien l'eau chaude; ou bien encore, on mettra, dans un vase sec, un morceau de chaux vive, sur lequel on fera tomber, de temps à autre, une cuillerée d'eau. Ce dernier moyen est le plus puissant et le plus prompt, pour développer un très-haut degré de chaleur, par exemple, autour d'un cholérique, d'un noyé, etc.

Il va sans dire que la plupart de ces derniers moyens ne peuvent être employés que par des personnes aussi prudentes qu'intelligentes.

On peut enfin, dans certains cas urgents et embarrassants, avoir recours à un four à cuire le pain, s'il conserve encore assez de chaleur ; à une peau de mouton fraîchement et rapidement écorché ; au foin et au marc de raisin en fermentation ; enfin à du *fumier chaud*.

L'opportunité, voire même la possibilité de ces secours héroïques seront révoqués, en doute, dans les grandes villes, et surtout dans les capitales, où l'on ne manquera pas de les tourner en ridicule. On se contentera de répondre par des faits, par des êtres humains arrachés à une mort apparente, par des asphyxiés et d'autres non moins nombreux, conservés à une vie qui semblait éteinte sans retour. On citera encore des douleurs opiniâtres de rhumatismes et des roideurs extrêmes de membres, qui ont été dissipées par ces grossiers et énergiques moyens.

On le voit donc, les moyens propres à chauffer un bain et à l'entretenir à un degré de chaleur convenable, ne manqueront jamais, et ils pourront très-facilement être employés, non-seulement au lit et dans une chambre, mais encore en voiture, à cheval, en voyage, à la promenade, etc.

Le lit sera pourtant toujours la meilleure, la plus commode et la plus douce des *chambres de bain*, et cela avec d'autant plus de raison, que le baigneur ne la verra ni ne la sentira jamais humide, qu'il n'aura ni peine ni répugnance à y entrer; qu'on ne sera pas obligé de l'y porter et de l'en faire sortir désagréablement; qu'on ne perdra pas un temps précieux à le sécher; qu'il pourra dormir paisiblement dans ce *bain*, y rester aussi longtemps qu'on le jugera nécessaire, y recevoir des visites, y expédier ses affaires, et cela sans le moindre embarras.

Si l'on manquait d'eau et de moyen de la chauffer, ou si l'on avait quelque motif, bon ou mauvais, de ne pas l'appliquer, je conseille de lui substituer le *coton cardé* ou la *ouate*, et de les recouvrir d'un *imperméable*.

Le *coton*, malgré l'absurde et ridicule

prévention dont il est encore l'objet, est le corps le plus doux, le plus innocent et le plus convenable qui existe dans la nature, pour le pansement chirurgical, dans les plaies, les brûlures, les contusions, les érysipèles, les douleurs rhumatismales et autres ; aussi fera-t-on très-bien de le substituer à la charpie et, parfois aussi, à nos bains. Il a, comme ceux-ci, l'avantage de conserver une chaleur uniforme, d'empêcher le contact de l'air et d'autres corps étrangers, d'isoler le mal et de favoriser, par là, les efforts de la nature vers une prompte guérison.

L'application de l'*imperméable* sur le *coton cardé,* en retenant la transpiration et la sueur, produit aussi une espèce de bain, qui peut également déployer de très-heureux effets. En frottant, avec un peu de saindoux ou de crême, la peau qui doit en être recouverte, on obtient, quelquefois encore, des résultats calmants et adoucissants très-prononcés.

Nous citons ces moyens simples et qu'on

trouve partout, pour qu'on en fasse usage, dans quelques cas où le bain n'aurait pas le succès qu'on a droit d'en attendre.

Un liniment, qu'on peut encore employer et dont on fait un fréquent usage, à l'hôpital de Lausanne, comme résolutif, est un mélange d'une partie d'éther, une de camphre et deux parties d'huile d'olive.

En nous préoccupant, si fort, des moyens propres à chauffer nos bains, nous ne devons pas oublier, toutefois, que leur température peut être déjà en excès ou trouvée telle, en maintes circonstances. Aussi, loin de chercher à l'augmenter, si elle est suffisante, ou à la maintenir, si elle est trop élevée, devons-nous, au contraire, mettre toute notre sollicitude à la modérer, en l'adaptant aux diverses maladies, aux sensations des malades, à la saison, aux climats et à d'autres données faciles à saisir.

Il nous reste donc à indiquer comment on pourra faire *baisser* cette chaleur excédante et la ramener à un degré convenable. La chose est fort simple, puisqu'il suffira :

1° D'appliquer un médiocre ou mauvais tissu imperméable, qui permette à la vapeur de s'échapper ;

2° De couvrir, très-légèrement, l'appareil ou de ne pas le couvrir du tout ; et

3° De l'arroser, de temps en temps, avec de l'eau froide.

On sera, de cette manière, en mesure de graduer promptement la température de chaque bain et de l'accommoder aux convenances de chaque malade. En l'abaissant successivement, on pourra, d'ailleurs, se rapprocher des *fomentations froides* et leur tendre la main, *s'il y a lieu*. C'est aux médecins, toutefois, qu'il est réservé de faire ou de conseiller cette combinaison, cette succession balnéaire.

Nous devons dire deux mots de ces fomentations froides et de ce qu'il faut en penser, parce qu'on les recommande trop souvent encore.

Si on ne les renouvelle pas, à chaque

3.

instant, il est clair, et c'est fort heureux du reste, qu'on aura prescrit tout le contraire, c'est-à-dire des applications chaudes. Ce qui le prouve, c'est la chaleur des linges et la vapeur qui s'en exhale, quand on les enlève pour les changer. Mais leur renouvellement, s'il n'est pas continuel (et il ne l'est que dans des *irrigations continues*), a le grave inconvénient encore de faire succéder, trop souvent, le *froid au chaud et le chaud au froid*. On conviendra donc sans peine, que les fomentations, soi-disant froides, sont illusoires; que, si l'on s'en est bien trouvé, c'est qu'on appliquait, en réalité, un bain chaud en permanence pour un bain froid instantané; qu'elles témoignent donc en faveur de nos bains; et qu'il vaut mieux, et beaucoup mieux, les transformer, tout d'un temps, en chaudes ou tièdes, et les garder telles, aussi longtemps qu'elles seront humides et chaudes.

ARTICLE IV.

MOYENS DE FIXER CONVENABLEMENT LES BAINS.

Tout paraît extraordinaire et hors de la règle commune, dans les trois articles précédents, en ce qui concerne la quantité d'eau dont se composent nos bains, et la manière de la porter, de la contenir et de la chauffer. Mais le présent article ne semblera pas moins bizarre, puisqu'au lieu d'être porté dans un bain et une baignoire, le baigneur s'en trouve, au contraire, chargé et de manière à pouvoir les transporter partout avec lui.

Il est donc très-important d'attacher les bains solidement et de les bien appuyer sur la peau, afin, 1° qu'ils ne se dérangent pas ; 2° que l'air ne puisse pas y pénétrer ; et 3° que la vapeur chaude se conserve sur les parties baignées.

J'aurais pu mentionner un cinquième

élément et faire un cinquième article; au sujet de la *compression* de nos bains, tant elle est importante et encore peu appréciée.

Il est notoire, cependant; que, même dans un grand nombre d'inflammations intenses, la compression produit des effets prodigieux. Des faits nombreux et bien constatés ont mis désormais hors de doute ce point de pratique : qu'il existe une foule de cas graves, très-douloureux, accompagnés de tous les caractères inflammatoires, avec suppuration même, qu'on traitait, jusqu'ici et exclusivement, au moyen des cataplasmes, et qu'il convient de combattre, au contraire, avec la *compression*.

Mais celle-ci a parfois de tels inconvénients, quand elle est seule, qu'on craint, souvent et avec raison, d'y recourir. Eh bien! lorsqu'elle sera combinée avec nos bains, elle pourra se montrer presque toujours très-efficace; et ceux-ci, à leur tour, grâce à cette heureuse association, ne mériteront plus les reproches qu'on leur adresse de trop relâcher et affaiblir les organes. Les bains et la compression, ainsi réunis, se rendront donc mutuellement supportables et se feront réciproquement pardonner leurs torts, pour ne mettre que leurs bonnes qualités en évidence.

La compression plus ou moins vigoureuse d'un bain, sur les parties mêmes qui sont affectées, constitue donc, en quelque sorte, la *règle*, et la simple fixation en sera l'exception. Si la pratique semble la confirmer, la théorie peut l'expliquer assez bien aussi, en tenant compte des principaux résultats produits :

1° Par le resserrement des vaisseaux et des tissus ;

2° Par l'expulsion des liquides épanchés dans ces derniers ; et

3° Par les obstacles à d'ultérieurs épanchements, à de nouveaux mouvements fluxionnaires.

La règle est donc de commencer toujours par serrer graduellement les liens, sauf à les desserrer, insensiblement aussi, si l'on aperçoit ou soupçonne qu'on soit allé trop loin. On n'oubliera pas, en un mot, que la compression est un des plus précieux éléments de l'art médico-chirurgical, et qu'elle brillera d'autant plus, qu'elle sera étroitement combinée avec nos bains, et qu'il y aura, entre ceux-ci et celle-là, un parfait accord.

C'est ce qui se voit, entre autres et de la manière la plus manifeste, dans les tumeurs glanduleuses aux seins et à l'aine, dans les orchites, dans les gonflements osseux, dans les engorgements inflammatoires et les indurations des jambes, dans l'érysipèle phlegmoneux.

Par ces motifs et afin de ne pas séparer les moyens de fixation de ceux de compression, il en résultera que cet article sera beaucoup plus long que les autres. On s'en consolera, en trouvant, dans ce que je vais dire, des guides précieux pour l'application, plus judicieuse et plus prompte, des porte-liquides, des imperméables et des moyens de chauffage dont nous avons parlé. La mise en action de tous ces moyens se rattache, en effet, aux principes immuables et aux lois éternelles de la mécanique appliquée.

On verra, d'ailleurs, comme tout est simple et s'enchaîne dans mon système balnéaire ; qu'il se résume, tout entier, dans quelques principes, et que ceux-ci sont d'une extrême facilité à saisir et à mettre en pratique.

Tout est bon, sans doute, pour lier et assujétir mes appareils, au corps ou à ses différentes parties ; mais ce qui convient de préférence, c'est ce qu'on trouve partout et qui ne demande aucune préparation. Voilà pourquoi nous insisterons, toujours et particulièrement, sur les liens que l'on compose avec des *mouchoirs*, des *fichus* et des *cravates*. Nos motifs sont tirés des considérations suivantes :

Il ne faut qu'un peu de réflexion et de bon sens, pour reconnaître les mille et mille inconvénients qui résultent du mode de bandages, que l'ignorance et la paresse d'esprit s'obstinent à conserver

depuis si longtemps. Car, pour se procurer
des *bandes*, il faut couper, en longues et
étroites lanières, des pièces de linge qui
pourraient mieux servir à d'autres usages;
il faut coudre ces bandes les unes à la suite
des autres, les rouler en *globes* très-serrés,
pour les dérouler ensuite lorsqu'il faut les
appliquer; et s'il a fallu défaire tout cela,
pour examiner ou panser une plaie, il faut
recommencer, longuement et péniblement,
un double travail et perdre ainsi un
temps précieux.

Voilà, cependant, ce qui se pratique
partout, dans l'exercice de la chirurgie,
aux hôpitaux civils et militaires, aux ar-
mées et sur les champs de bataille, contre
les vœux et l'opinion des hommes qui s'y
connaissent, en dépit des besoins urgents
de l'humanité, et des conseils de la sagesse et de la raison! On ne tardera pas,
je l'espère, à en faire justice, en les comparant aux moyens simples, faciles et éco-
nomiques que nous allons proposer.

Notre méthode présente ces grands avantages, qu'on n'a besoin, pour la mettre en pratique, que d'un foulard, ou d'un mouchoir de poche dont on pourra faire sur-le-champ des carrés divers, des fichus et des cravates, de toutes les formes et de toutes les dimensions.

Le MOUCHOIR sera toujours et presque exclusivement employé par le peuple et les gens du monde, dans le traitement de leurs maladies et de leurs accidents; non pas parce qu'il se trouve, constamment sous la main et dans les mains, mais parce qu'il est le *type*, le *modèle* des meilleurs liens. Je dois, cependant, faire observer, surtout aux hommes de l'art :

1° Que si cette pièce, si commune, brille au premier rang des agents déligatoires, c'est parce qu'elle se présente sous la forme d'un CARRÉ *parfait*.

2° Qu'on en peut faire, en conséquence et sur-lec-hamp,

a. Un *double* FICHU ou lien à trois *pointes*, en le pliant en biais ou en diagonale, et, *b.* Deux fichus simples, en coupant et divisant ce même carré, dans le sens de cette diagonale.

3° Qu'il est très-facile de former aussi-tôt une CRAVATE, avec un mouchoir tout entier, tout comme d'en faire deux, avec les fichus de l'article précédent.

4° Que ces cravates figureront des bandes ordinaires, pointues à chaque bout, et seront, à l'instant et au gré de chacun, plus ou moins larges, *épaisses* et FORTES, suivant qu'on voudra plier les fichus un plus grand nombre de fois sur eux-mêmes.

5° Qu'en pliant un mouchoir, une ou plusieurs fois aussi sur lui-même, comme une serviette, une nappe ou un drap, on obtient des CARRÉS LONGS et, à volonté, successivement moins larges, à mesure qu'on multipliera ces plis, *dans le même sens.*

6° Que tous ces résultats, connus et bien simples, ne dépendent nullement du mouchoir dont nous nous servons pour nous moucher et nous essuyer le front, mais de sa forme et de ce qu'il est composé d'un tissu souple quelconque.

7° Que la différence de nature de ce dernier n'y fait rien.

8° Que la différence dans la dimension de la pièce carrée en question, peut seule influer sur l'étendue qu'on pourra donner aux carrés longs, aux fichus et aux cravates.

9° Qu'un mouchoir, d'étoffes diverses et de grandeurs très-différentes, n'est pour nous qu'un simple carré.

10° Qu'on peut, par conséquent, considérer comme mouchoir ou comme carré propre à notre but, toute pièce régulière d'étoffe qui aura quatre coins ou pointes.

11° Qu'on pourra donc en construire, à l'instant même, de différents numéros et suivant les besoins, en coupant de ces carrés dans tout ce qui se présentera, en qualité de toile, de tissu ou d'étoffe quelconques, même dans de la mousseline, de la gaze, du crêpe, le filet du pêcheur et de la peau tannée.

12° Qu'on mettra la main, sur ces objets

tout aussi bien que sur un immense drap,
une nappe, une serviette, une chemise, un
tablier, un châle, un rideau, une pièce en
laine ou tricot, etc., suivant les circonstances particulières où l'on se trouvera.

13° Qu'on y coupera, s'il convient, des
fichus ou pièces triangulaires, directement
et sans qu'au préalable on ait recours à un
carré régulier et parfait.

14° Qu'en coupant un triangle, en travers et de la pointe à sa base, on aura
toujours deux nouveaux triangles égaux,
quand le premier se trouvera trop grand.

15° Que ce point est d'autant moins à
dédaigner, qu'on est dans le cas d'assortir
ces pièces triangulaires, au volume et à la
longueur des parties, et de faire usage
d'un triangle, aussi bien pour coiffer le
bout d'un petit doigt que la plus grosse
tête, ou que l'extrémité d'un énorme moignon, après l'amputation de la cuisse.

16° Que les pointes des fichus et des
cravates sont souvent très-précieuses ou
commodes, pour les attacher ensemble et

fixer, solidement et rapidement, un lien et tout un appareil.

17° Que, par conséquent et quels que soient les besoins impérieux du moment, on ne sera jamais embarrassé pour les satisfaire, facilement, rapidement, commodément et sur-le-champ.

18° Que cette facilité, rapidité, commodité et instantanéité grandes sont en rapport avec ces mêmes qualités, lorsqu'il s'agit de l'application de ces carrés, fichus et cravates.

19° Que toutes ces choses ressortiront d'autant plus, qu'on voudra, comme il est d'usage à l'hôpital de Lausanne et depuis plus de *trente ans*, adopter le CALICOT pour base de tous les liens et appareils, quels qu'ils soient.

L'Académie des Sciences, qui a apprécié la valeur de mon travail et qui a reconnu la solidité des bases sur lesquelles il est fondé, m'a accordé un prix Monthyon de 3,000 francs pour cet objet.

Le calicot a les avantages que voici :

(*a*) Pour les malades, d'être fin, souple, mollet et doux au toucher, quoiqu'il soit neuf et n'ait jamais servi.

(*b*) Pour les personnes de l'un et de l'autre sexes, qui feront l'office de chirurgiens et, peut-être, *dans quelques siècles d'ici*, pour les chirurgiens [*eux-mêmes* : d'offrir la plus grande facilité, simplicité, commodité et latitude de couper, dans une PIÈCE. de calicot, tous les objets divers dont ils auront besoin; et d'en faire usage, sur-le-champ et sans aucune préparation préliminaire, pour satisfaire, non moins facilement, simplement, commodément, amplement, rapidement, à tous leurs besoins.

(*c*) Pour les élèves, de n'être plus pris en défaut, dans leurs examens et au lit des malades; et

(*d*) Pour les administrations, tant civiles que militaires, un contrôle plus simple, un blanchissage plus facile et plus prompt, et une immense économie; car rien n'est perdu et tout ressert, dans ce nouveau système de déligation.

Ces explications étaient nécessaires, attendu qu'on aurait pu s'imaginer, avec certains praticiens, fort habiles d'ailleurs, qu'il fallait se servir, *réellement* et *mordicus*, de mouchoirs de POCHE et en faire acheter de toutes les nuances, dimensions, finesses et pour tous les goûts possibles. Tout cela a paru déconcerter ces pauvres *malheureux* hommes de l'art et a mis, à l'introduction de mes moyens, dans les établissements publics, un obstacle qu'on s'est plu à rendre insurmontable. C'a été, du moins, le prétexte, apparent comme le plus sot, de repousser tout à fait mon nouveau système. Il y a mieux, on a même été jusqu'à dire, superbement et insolemment: QUE CES AGENTS DÉLIGATOIRES ÉTAIENT BONS, TOUT AU PLUS, POUR DES CHIRURGIENS DE CAMPAGNE! L'humanité, la science et l'art ont-ils gagné à ces manœuvres de la petite vanité et de la grosse sottise? C'est ce qui sera décidé plus tard et *quand je ne serai plus*. Aussi ne suis-je point impatient!

Quant au calicot, il était indispensable
de le signaler au public, aux administrations et aux malades eux-mêmes, comme
le tissu par EXCELLENCE, pour TOUS les appareils et pansements ; car il n'est point
usité, on semble même le redouter encore, comme *venimeux*, à raison de sa
dangereuse origine et de son *affreuse* confection avec le coton; et on lui préfère,
généralement, les toiles de lin ou de chanvre. Celles-ci sont, cependant, incompara-
blement plus chères, plus grossières, plus
rudes et moins faciles à manier.

Afin de légitimer ses absurdes procédés,
la routine, l'odieuse routine ne manquera
pas, toutefois, de nous dire, par l'organe
des *princes* de la science et dans les journaux de médecine *bien pensants* : Que les
tissus de lin et de chanvre sont beaucoup
plus robustes que ceux en coton, et qu'on
peut les utiliser, jusqu'à la dernière pièce,
et en confectionner... *de la belle et bonne*
CHARPIE.

Eh bien ! celle-ci est encore, *sous tous les*

rapports imaginables, très-inférieure au coton cardé et à l'ouate, pour PROTÉGER *mollement* [1] les tissus malades. Elle est, d'ailleurs, d'une propreté bien suspecte eu égard aux chiffons dont on la tire, aux lieux et aux doigts par lesquels chacun de ses brins est obligé de passer et repasser. La plus estimée est, du reste, celle qui est la plus *cotonneuse* ou qui se rapproche le plus du *coton*. Mais ce dernier l'emporte, évidemment, par la blancheur, la finesse, la propreté, le moelleux, l'inoffensif, l'élasticité, la douce résistance, la légèreté, le facile transport, l'abondance toujours croissante et le prix de plus en plus bas.

Ces qualités éminentes et que personne n'oserait révoquer en doute, doivent recommander le coton, dans toutes les circonstances où il existe et où il *doit* exister un degré quelconque de PRESSION, surtout

---

[1] On dirait, à voir et à entendre les coryphées de la chirurgie, que la charpie a une autre mission, une VERTU toute particulière ! Oui ; mais aux yeux des routiniers seulement ! Demandez-leur plutôt, et qu'ils s'expliquent, *s'ils peuvent !*

permanente. Il est effectivement, et pour toutes les parties qui sont exposées à cette action compressive, le matelas le plus doux et celui qui mérite la préférence sur tous les autres. Il permet d'improviser, sur-le-champ et pour tous les cas imaginables, des petits matelas, des coussins et coussinets de toutes dimensions. Il suffit d'en remplir de petits sacs, de l'envelopper dans un linge ou d'entasser des feuilles d'ouate, dans une de nos pièces carrées de calicot, pour avoir à l'instant tout ce qu'on peut désirer, afin de *protéger*, et le mieux possible, tout ce qui doit l'être. Et, s'il existe, vis-à-vis, quelque foyer de suppuration ou de saleté, ou bien si l'on est dans le cas de laver un membre autour de ce moyen protecteur, on le protégera, à son tour, avec notre imperméable. Nous avons, de cette manière, préservé de toute humidité et malpropreté, pendant six à huit semaines, des coussins de coton, placés sous des fractures compliquées, lesquelles suppuraient abondamment et qu'il fallait baigner et laver deux fois par jour. Il va sans dire que le lit, lui-même, était également mis à l'abri, à l'aide d'une pièce d'imperméable, suffisamment grande et dirigée convenablement.

Quant à l'action du coton sur les plaies, nous rappellerons simplement que celles qui sont les plus sensibles et les plus douloureuses, *au contact de quoi que ce soit*, les affreuses *brûlures* n'ont pas trouvé encore de meilleurs calmants et de moyen plus expéditif de favoriser leur guérison.

Je recommande *particulièrement* de faire usage du coton, avec ou sans imperméable, lorsqu'on aura dû maintenir longtemps un bain, contre une douleur opiniâtre, dans la mauvaise saison et lorsque le froid aura été la cause probable du mal ou qu'il pourra le renouveler. On se conduira donc ici avec cette même prudence et précaution, qui nous font un devoir de ne pas nous découvrir trop vite, ni de changer nos vêtements contre de plus légers, quand nous avons chaud.

On peut d'ailleurs se contenter, au lieu de coton, de laisser en place l'appareil balnéaire, un jour ou deux de plus, *quoiqu'il soit sec*, et sans renouveler le liquide.

Arrivons, maintenant, au mode de procéder, pour faire agir chacun de nos liens sur les bains.

On commencera par les appliquer sur le bain même et par en recouvrir celui-ci, soit qu'il occupe tout le corps, soit qu'il n'intéresse que l'une de ses parties seulement. On les y étalera sous la forme de grands carrés, de carrés longs, de fichus ou de cravates plus ou moins larges; et, pour les assujétir dans cette position, il suffira d'arrêter, d'accrocher ou de fixer leurs extrémités ou pointes, soit entre elles, soit sur un point solide et ferme qui est appelé *point d'*APPUI. On n'aura pas longtemps à chercher pour trouver et utiliser ce point précieux; il suffira de quelques réflexions et d'un peu de bon sens, pour arriver au but qu'il s'agit d'atteindre.

La règle ou la *formule scientifique* est, du

65

reste, très-simple, facile à saisir et infaillible ; car elle ne reconnaît aucune exception ; la voici : *Placez le plein de vos liens vers l'endroit sur lequel vous voulez agir, et cherchez un point d'appui à chacune de leurs extrémités.*

Mais, avant d'aller plus loin, je me permettrai, sur le point d'appui, quelques réflexions qui pourront mettre mes lecteurs dans une voie sûre, à l'égard de cet important sujet.

Un des plus grands génies de l'antiquité en avait une si haute opinion, qu'il s'écria un jour : *Donnez-moi un point d'appui et je remuerai la terre.* Nous dirons, plus modestement, qu'avec ce point d'appui nous serons toujours assurés de *fixer nos bains*, quelle que soit la partie du corps sur laquelle il s'agit de les placer. C'est que les moyens qu'on emploie, pour parvenir à ce but, appartiennent tous à la *mécanique*, et qu'ils ne sont, eux-mêmes, que des agents de cette grande et belle science. Or, on ne saurait trop le répéter,

4.

c'est le point d'appui qui en est en quelque sorte l'âme.

L'hirondelle qui fend l'air, en le frappant de son aile rapide; la truite qui s'élance contre les flots et les cascades, en les battant de ses vigoureux avirons; le coursier qui bondit, en effleurant à peine le sol de son pied léger; tous ont recours à un point d'appui indispensable; et tous, ainsi que la vapeur, avec ses bateaux et ses wagons, seraient condamnés à une éternelle immobilité, s'ils étaient privés de ce simple point d'appui. Il est de rigueur, en un mot, *partout où il existe une action quelconque*, et *la force sans résistance* ne se conçoit guères.

Mais c'est sur l'araignée, sur la manière adroite dont ce rusé petit animal sait fixer ses fils déliés, et tendre son admirable réseau, que nous devons nous modeler ici.

Nous avons déjà vu, à l'article II, que la main peut servir à appuyer nos bains sur certaines parties du corps, et elle va se

montrer encore comme un modèle précieux à consulter, lorsqu'il s'agira de les
établir, de la manière la plus conforme aux
lois de la mécanique, dont elle est le chef-
d'œuvre.

Le plat de la main représentera le plein
ou le centre des liens, et les doigts en
figureront les extrémités, les bouts, chefs
ou pointes, qui doivent se fixer quelque
part, pour donner de la force et de la solidité à l'appareil.

Un petit exemple, parmi les centaines
que nous pourrions citer, va nous faire
parfaitement comprendre ce point important de doctrine et de pratique.

Vous voulez fixer et serrer, sur le front,
un objet quelconque; et vous y placez, je
suppose, le *plein* ou le milieu d'une cravate.
Ce sera fort bien, sans contredit, pour autant que vous ferez agir cette cravate, en
la tenant appliquée à l'aide de vos mains.
Mais vous désirerez, sans doute aussi, rendre superflue l'action de vos doigts et la
remplacer d'une manière *permanente*, fermé

et plus commode pour vous. Alors vous conduirez les deux bouts de votre lien vers la nuque, et vous les y attachérez ; la nuque servira donc de point d'appui.

Eh bien ! mes appareils seront tout aussi faciles à décrire, à saisir et à exécuter, que celui que je viens de formuler, si l'on veut seulement prendre la peine de suivre la description que j'en ferai, et les placer en même temps. Sans cette précaution INDIS-PENSABLE, sans un peu d'attention et de bonne volonté, il sera tout à fait inutile de continuer la lecture de ce Manuel, et je serai le premier à vous conseiller de le fermer et jeter, comme un parfait hors-d'œuvre.

Si, au contraire, vous vous exercez à faire usage de mes liens, vous vous con-vaincrez : qu'il n'y a rien d'obscur ni de difficile dans ce que je propose ; que, par là, leur mécanisme sera, du moins, bien compris et restera mieux gravé dans la mémoire ; que vous vous habituerez à l'exécution, et ne serez ni gauche, ni mprunté, lorsqu'il s'agira de mettre la main à l'œuvre. Or, ce point est de la plus haute importance ; car, dans un cas pressant et fâcheux, la moindre fausse mesure peut être très-préjudiciable et occasionner des accidents graves.

Ce facile exercice est malheureusement presque toujours perdu de vue, même par les médecins et les chirurgiens ; ils dédaignent et négligent, trop souvent, cette partie essentielle de l'art. Il arrive de là, qu'en face d'un accident imprévu, ne sachant alors que faire ou craignant de faire mal, ils préfèrent s'en tenir à leurs procédés routiniers, grotesques et surtout irrationnels. J'aime à croire que mes lecteurs, quoiqu'ils ne soient pas du métier, éviteront cette négligence et ces fautes ; elles ne sont pardonnables qu'aux hommes soi-disant *expérimentés*.

Les procédés que j'expose aujourd'hui sont, depuis vingt ans, l'objet de mes constantes études ; je me suis efforcé de les décrire et de les figurer de la manière la plus simple et la plus claire ; et j'engage tous ceux qu'on appelle dédaigneusement des *profanes* dans l'art chirurgical, à les étudier, avec toute l'attention dont ils sont capables. Ils auront, du moins, sur les chirurgiens et médecins, le grand avantage, de savoir toujours ce qu'ils font et pourquoi ils le font ; tandis que les hommes de l'art ne procèdent jamais, il faut le dire, que d'après les errements de la plus déplorable routine et en se conformant, sans discernement, aux traditions des *momificateurs* de l'antique Égypte. Ils n'ont pas réfléchi que le mode de bandages propre à un corps mort ne peut, en aucune manière, s'appliquer à un corps vivant, dont il faut prévoir tous les mouvements et les sensations possibles et probables, si l'on veut être assuré de la solidité et de la fixité de l'appareil auquel on le soumet.

Les femmes brilleront, plus particulièrement, dans l'application de mes procédés et moyens, parce qu'ils ressortent de leurs habitudes de tous les jours, et de tous les

instants; je ne puis mieux faire, en conséquence, que de les mettre sous leur puissant patronage.

Je fais donc appel à votre intelligence
et à votre adresse, bonnes et charitables
lectrices! En suivant mes conseils et en
plaçant mes appareils sur une amie, une
sœur, un enfant, au moment où vous en
aurez lu la description, vous trouverez cette
lecture moins fastidieuse; ce Manuel deviendra même intéressant, et un passe-
temps agréable, dans quelques-uns de vos
nombreux loisirs. Il vous servira également de guide lorsque vous irez au secours
de cette classe pauvre et souffrante, qui
est, pour les femmes, surtout pour les
françaises, l'objet d'un véritable culte. Vous
aurez alors le bonheur de remplir auprès
d'elle l'office et les fonctions des angéliques
Sœurs de Saint-Vincent-de-Paul.

Il sera curieux de voir une réforme *chirurgicale*, adoptée et mise en lumière, non
par des praticiens, des professeurs et des
pédants, mais par des femmes simples ou

de grossières campagnardes. Éclairées par la charité, le zèle et le bon sens, elles feront plus, en quelques jours peut-être, que je n'ai pu obtenir, par vingt années de travaux, de publications, de réclamations et d'une heureuse pratique, dans un hôpital bien administré. Honneur donc et éternelle reconnaissance aux femmes pour ce grand service rendu... à la CHIRURGIE!

Passons maintenant en revue les diverses parties du corps qu'il s'agit de traiter par nos bains, et voyons comment on doit fixer ceux-ci, pour qu'ils ne puissent pas être dérangés, et que la continuité de leur action en assure l'efficacité. Commençons par la partie supérieure du corps : la tête. Si l'on veut agir sur la nuque, par exemple, et avec une cravate, on y placera le milieu de cette dernière ; puis on dirigera les deux bouts, afin de les réunir contre le front. Là on les nouera ensemble ; ou mieux encore et à cause de l'inconvénient du nœud, on les assujétira par des épingles , un point d'aiguille , de la cire à cacheter, etc.

Si l'on veut se servir d'un fichu , on en dirigera les deux longues pointes exactement comme celles de la cravate ; et quant à la pointe du milieu, on la fera passer par-dessus la tête, d'arrière en devant, et on la fixera à la jonction des deux pointes ci-dessus.

Le point d'appui d'un lien pour les yeux, le nez, le visage, en un mot, est à la nuque et derrière la tête.

Celui d'un lien placé au sommet de la tête est sous la mâchoire inférieure et réciproquement ; le haut de la tête sera l'appui d'une cravate placée sous la mâchoire.

Si c'est sur le côté de la tête, sur l'oreille ou la joue qu'on veut agir, on y mettra le plein d'un linge triangulaire ; la petite pointe tournée en arrière. On ramènera et croisera ensuite les deux longues extrémités sous le menton et plus loin, pour les fixer convenablement ; puis on dirigera la petite pointe, par derrière et en contournant la tête, afin de l'appuyer solidement *quelque part.*

Un bonnet chez l'homme, et une coiffe chez la femme, s'ils sont placés d'avance sur la tête, pourront servir en qualité de point d'appui. Rappelons, d'ailleurs, ce que chacun sait, qu'un fichu peut, lui-même, former ce bonnet et cette coiffe; et ajoutons enfin que, chaque fois qu'il est appliqué sur une partie qui se termine en rond, en pointe ou en boule, il y figurera exactement un *bonnet.* Le sein, le sommet de l'épaule, le talon, le coude et le genou, quand les membres sont fléchis ; la fesse, le menton, une grosseur quelconque, les doigts, peuvent être, à la lettre, *coiffés* par ce lien-là.

Il en est de même du *scrotum,* dont le meilleur lien consiste en un triangle, au milieu du long bord duquel on aura cousu un ou deux bouts de ruban ou de cordon, d'un tiers de mètre à peu près de longueur. Le plein du linge sera placé sur l'organe, les cordons seront ramenés derrière les cuisses et fixés vers les hanches à une petite ceinture; tandis que les trois pointes du fichu iront, les deux longues à droite et à gauche, vers les aines; la courte directement en haut et, toutes trois, sur la ceinture susmentionnée.

Si la cravate ou le fichu n'était pas de longueur suffisante, on y suppléera par un cordon ou ruban attaché à chacune de leurs pointes.

Si le mal est au cou, une cravate ordinaire suffira, en ayant soin d'en placer toujours le plein sur la partie malade.

S'agit-il de fixer un bain derrière le dos? On appliquera sur cette partie un foulard ou une pièce carrée d'une étoffe quelconque; mais on choisira de préférence la toile la plus forte; on la placera en biais ou en diagonale, de manière qu'une de ses pointes soit en haut, à côté du cou et vers l'une des épaules, et la pointe opposée vers le bas du dos; tandis que les deux autres pointes occuperont les deux flancs, au niveau du nombril sur lequel on les liera. Attachant ensuite un ruban ou cordon à chacune des deux premières pointes, on les fera passer, comme sur des poulies, l'une sur l'épaule et l'autre entre les cuisses, pour les réunir également vers le nombril.

Si, au lieu d'un mouchoir, on n'avait que deux fichus, on placerait ceux-ci en sens inverse, en les considérant chacun comme la moitié du mouchoir.

Si l'on craignait que ces liens n'appuyassent pas suffisamment le bain, on assurerait le tout, en le recouvrant d'une large ceinture faite avec un carré ployé en long et arrêté en avant, par des cordons ou des épingles.

Cet appareil, comme on le comprend aisément, s'appliquera également à la partie antérieure du corps, en le plaçant sur cette partie et en attachant les pointes et les cordons par derrière, au lieu de les fixer par devant.

Si l'on n'a besoin de recouvrir que la poitrine ou la partie supérieure du dos,

on se servira d'un simple fichu ou moitié
de mouchoir; on le placera en travers dans
sa diagonale, le centre ou plein sur le bain,
et la pointe du milieu dirigée vers le cou;
on liera les deux longues pointes du côté
opposé, et on y réunira la troisième, au
moyen d'un cordon ou ruban attaché à
cette pointe et passant sur l'épaule, pour
gagner le devant ou le derrière.

Si le bain est sur le ventre ou à la partie
inférieure du dos, on établira le fichu de
la même manière; avec cette seule différence, que la pointe du milieu sera dirigée
en bas, et que le cordon qu'on y attachera
passera entre les cuisses pour se réunir,
au nœud ou attache qui lie les deux autres
pointes, en avant ou en arrière.

Il est trois modes de fixer solidement
et de comprimer un bain sur le sein.

1º En plaçant sur celui-ci un fichu, dont
une des longues pointes passera sur l'é-
paule correspondante, la petite pointe au-
dessous, et l'autre longue pointe se diri-
geant sous le bras opposé et derrière le dos;

en sorte que la diagonale du fichu sera placée comme un baudrier. On réunira les deux pointes inférieures derrière le dos, au moyen d'un cordon, et la pointe supérieure, passant par-dessus l'épaule, viendra s'y joindre également à l'aide d'un cordon.

2° En plaçant le milieu d'une large cravate sur la mamelle, et faisant rejoindre les deux extrémités derrière le dos; on soutiendra cette cravate, en avant et en arrière, par les deux bouts d'un large ruban, passant par-dessus l'épaule qui correspond au sein malade.

3° En se servant d'un fichu dont les longues pointes iront se croiser derrière le dos, comme celles de la cravate ci-dessus, mais dont la courte sera dirigée sur l'épaule qui correspond au sein et assujétie, par un ruban, vers la réunion des précédentes pointes.

S'il faut contenir un bain sous le bras, on se servira d'une large cravate, dont les extrémités iront prendre leur point d'appui sur l'épaule et au cou du côté opposé.

Il est trois genres de liens pour le *moignon* ou pommeau de l'épaule.

1° Une large cravate appliquée sur cette partie, et dont les deux bouts iront se joindre sous l'aisselle opposée.

2° Un fichu placé de la même manière, et dont la pointe du milieu sera dirigée en haut ou en bas, selon le besoin.

3° Enfin ce même fichu qu'on pose sur le bras, la pointe du milieu dirigée vers le cou ; on en fait passer les deux longues pointes, autour et vers la partie supérieure de ce bras, pour les y attacher ensemble. Mais, pour que cet appareil ne glisse pas et que cette partie du bras soit convenablement *coiffée*, on aura recours à une petite cravate, dont le plein sera posé sous l'aisselle opposée, et dont les deux bouts viendront se joindre sur l'épaule, où se trouve la pointe du fichu que nous avons dirigée vers le cou. Cette pointe sera fixée et serrée à la jonction des deux bouts de la cravate ; ce qui formera un système parfaitement solide, qui permettra la compression au degré qui sera jugé nécessaire.

Chacun des quatre membres peut être enveloppé, en tout ou en partie, par l'un ou l'autre des liens que voici :

S'agit-il *du bras entier ?* On se servira du mouchoir ou d'une pièce de linge carrée, qu'on pliera en un carré long qui ait la longueur du membre ; on le glissera sous le bras, la longueur dans le sens de celle de ce dernier. On appliquera d'abord sur le bain l'un des *chefs*, lequel sera contenu par la pression de l'autre, qui le recouvrira immédiatement ; puis on fixera le tout avec des épingles ou quelques points d'aiguille ; un large ruban, du fil ou de la ficelle pourront aussi entourer le bras, et on en réunira les bouts par un nœud ou de toute autre façon.

S'il s'agit seulement de la main, de l'avant-bras ou de la partie qu'on nomme proprement *le bras*, on pliera le mouchoir en carré long, afin qu'il soit en rapport de longueur avec celle de ces parties. On en entourera ces dernières et on assujettira lè lien de la manière que nous venons d'indiquer.

S'il s'agit d'un membre inférieur entier, on aura recours à un foulard, à une serviette ou à un linge suffisamment grand, pour entourer, à la fois, le pied, la jambe et la cuisse. On pourra en prendre deux ou trois, selon le besoin, et les placer les uns au bout des autres ; le second recouvrant le bout du premier et ainsi du troisième, pour qu'il n'y ait point de lacune dans l'appareil. On aura soin, d'ailleurs, de fixer chaque lien de la manière que nous avons prescrite pour le bras.

S'il s'agit de la jambe seule, l'appareil du bras est très-convenable. On peut encore employer un foulard ou un mouchoir souple, plié en *très-large* cravate, dont on placera le plein vers le bas de la jambe et dont on tournera les bouts en les ramenant près du genou. Cette partie étant plus petite que le mollet, le foulard ainsi attaché ne pourra pas glisser.

5.

Il est un lien fort commode et applicable à tous les membres, mais particulièrement au pied et au bas de la jambe, lorsqu'il s'agit de les appuyer bien et de les serrer fortement. Il consiste en un lingé triangulaire, qu'on étendra sous ces parties, et dont la petite pointe sera placée en travers et près des orteils ; tandis qu'une des longues pointes se trouvera vis-à-vis ou de l'autre côté, et que le long bord du fichu croisera, par conséquent, obliquement ou en biais, la jambe même. On commencera par coucher la petite pointe sur le dos du pied et vers les orteils ; puis on la recouvrira et pressera, en faisant passer par-dessus, autour du pied et de ses chevilles ou malléoles, la longue pointe qui est vis-à-vis. Ensuite on saisira la seconde des longues pointes, qu'on aura fait tenir et tendre, et on en enveloppera le bas de la jambe, en faisant contourner celle-ci, de haut en bas et dans le sens contraire à la première des longues pointes. Enfin on la réunira sur ou avec cette dernière, à l'aide des moyens si souvent indiqués. On aura soin que toutes ces pointes s'adaptent exactement et fassent le moins possible de faux plis.

S'agit-il de la hanche? On pliera un linge triangulaire, sur le haut de la cuisse et en dehors, de manière que la petite pointe soit dirigée vers les côtes. On commencera par entourer et serrer la partie supérieure de la cuisse, en travers et avec les deux longs bouts de ce linge triangulaire; puis on tirera la petite pointe en haut, afin de bien ajuster et tendre le lien, sur le côté externe et le derrière de la cuisse. Mais, comme il s'agit d'offrir un point d'appui solide à cette troisième pointe du fichu, on aura eu soin de placer, au-dessus des hanches et en forme de ceinture, une cravate, un ruban ou même un simple cordon, sous lesquels on passera et tirera la susdite pointe, comme sur une poulie, pour l'arrêter enfin, sur le plein du lien, avec l'un des moyens connus.

On pourra établir également cette même

ceinture, pour y fixer les liens de la cuisse,
si l'on craignait de les voir se déranger et
descendre.

S'agit-il d'appliquer un lien sur l'une des
aînes, sur la droite, par exemple? On pren-
dra un mouchoir, assez grand, qu'on pliera
en cravate ; on en appliquera sur l'aine
une partie, dont on fera passer le bout sous
la cuisse et il viendra s'attacher, par une
épingle ou un point, au bord *extérieur* de la
cravate. L'autre bout remontera par derrière et vers le bas des reins, qu'il entourera
comme une ceinture, et il se portera sur
la hanche gauche, puis sur le bas-ventre,
pour venir s'attacher au bord *intérieur* de
la cravate, en face du premier bout. S'il
n'est pas assez long pour y atteindre, on y
suppléera par un ruban ou un cordon, avec
lesquels on l'allongera. Par ce mécanisme,
c'est-à-dire, en attachant ainsi les deux
bouts de la cravate aux deux bords opposés
du lien, on tiendra ce dernier en respect,
on l'empéchera de se corder ou de se
rétrécir, et on le maintiendra dans toute

sa largeur, sur la place qu'occupe le bain.

S'il y avait nécessité d'un lien compressif, sur chacune des deux aines à la fois, on se procurerait une cravate assez longue pour entourer les deux cuisses et le dos, comme nous venons de l'indiquer. Mais si l'on n'avait pas à sa disposition un fichu assez grand pour former cette longue pièce, on coudrait deux cravates ensemble, après avoir coupé chacune d'elles, vers le plein situé près de l'une de leurs pointes.

Alors, afin d'agir sur la partie essentielle, *sur celle qui passe sur l'aine*, pour empêcher qu'elle ne se corde, et pour la maintenir toujours en place, dans sa primitive et bonne largeur, on aura soin de passer un bout de ruban, en travers et entre les deux aines; et on en fixera les deux extrémités, au bord *interne* de chacune des parties qui passent sur les aines.

On peut, au lieu de ces cravates, se servir aussi d'un carré étroit et d'une longueur suffisante, pour entourer le bas du dos et le haut des cuisses. Il aura cet avantage, de tenir mieux en respect la partie qui passe sur les aines, et qui doit conserver la largeur qu'on croit nécessaire, puisque les deux bouts seront eux-mêmes larges, ne finiront pas en pointes et qu'ils pourront prendre leur appui, *plus largement*, sur les bords externes du lien.

Notez bien encore que, lorsque nous parlons de carrés *longs et étroits*, il n'est jamais question d'une simple bande, mais, au contraire, d'une longue pièce d'étoffe pliée un certain nombre de fois sur elle-même, comme une serviette ou une nappe.

Il résulte de ce mode les avantages suivants : le lien sera moins sujet à blesser, puisqu'il sera épais, et qu'on pourra le choisir parmi les tissus et les linges les plus souples, les plus doux, même les plus légers et les moins résistants. Cette assertion repose sur ce fait, que toutes les étoffes, bien que minces et peu solides, acquièrent la plus grande force, si l'on multiplie leurs plis et replis un grand nombre de fois. On en fait comme un *faisceau*, et l'on sait assez que le faisceau est l'emblème de la force.

Pour que le bain de l'aine soit mieux assujéti, par l'un des deux liens que nous venons de décrire, et qu'on puisse lui associer un degré de compression plus ou moins fort, il importe de placer, vers l'endroit même sur lequel on veut agir, une boule ferme de coton, un paquet d'amadou, une éponge ou un chiffon de linge souple et doux. On obtient, par là, tous les avantages de la pelote ferme des bandages herniaires.

La hernie, même la double, peut être contenue admirablement, à l'aide de ce moyen simple, si l'on a la précaution d'imiter judicieusement la pelote dont nous venons de parler, et de la placer et presser comme nous l'avons indiqué.

La manière la plus simple de serrer un bain entre les cuisses, vers le col de la vessie et autour de l'anus, est de prendre un mouchoir plié en quatre, dans le même sens, puis en deux; il présente ainsi la

forme d'un carré long. On fixera un ruban
à chacun des quatre coins de ce linge carré;
deux de ces rubans formeront une ceinture,
et viendront se réunir par devant ; le mouchoir, qui pend alors derrière le dos, sera
ramené en avant et entre les cuisses, et il
enveloppera ainsi les parties sus-indiquées ;
les deux autres cordons formeront également
ment une ceinture, dont les deux bouts
s'attacheront par derrière.

*Exposé rapide des maladies et des accidents
qui réclament l'usage de nos bains.*

En récapitulant ce qui est contenu dans
les quatre articles précédents, nous trou-
verons donc qu'il faut, pour chaque bain,
quatre choses :

1° Un liquide qui soit incorporé dans
un corps, lequel, comme une éponge, s'en
imbibe aisément et le retienne captif avec
une force telle, qu'il puisse le porter facilement, où l'on veut et comme on veut ;

2° Une toile qui, loin de se charger de ce liquide, le repousse au contraire, l'empêche de passer, de couler, de s'évaporer et l'oblige de rester là où il est.

3° Des moyens de développer de la chaleur dans le liquide et de la maintenir, au même degré, pendant douze heures au moins et sans qu'on ait besoin ni de changer l'appareil, ni de recourir à un thermomètre, pour s'assurer de ce degré de température.

4° Des liens, enfin, qui soient capables de fixer et même de presser, fortement et toujours rapidement, les objets ci-dessus, afin qu'ils ne puissent pas changer de place.

Si le mécanisme et l'utilité de ces choses ont été bien saisis, nous pourrons indiquer maintenant les maux et les accidents contre lesquels nos bains pourront être appliqués; et nous serons mieux en mesure de saisir tous les rapprochements qu'on peut et doit faire, entre l'ensemble de nos bains et les opérations de la nature *médicatrice*;

entre nos moyens et ceux dont cette nature
fait un si bel usage. Livrée à ses propres
forces, elle guérit, en effet, admirablement et en fort peu de temps, des maux
qui seraient incurables et des affections
qui auraient duré un temps infini, s'il était
donné aux médecins de les traiter, à leur
manière et avec leurs prétentieux systèmes.

Même les plus belles opérations de chirurgie ne sont couronnées de succès, que
parce qu'on n'intervient pas, qu'on laisse
toute latitude aux efforts de la nature ou
que, l'ayant prise sur le fait, on met,
comme c'est ici le cas avec les bains, la
plus grande sollicitude à imiter ses procédés. Nous allons indiquer quelques-unes
de ces opérations et certains accidents,
qui feront mieux ressortir ces assertions,
en apparence étranges et qui tendront,
d'ailleurs, à expliquer les heureux résultats qu'on doit espérer de l'application de
nos bains, de ces immenses et salutaires
TOPIQUES.

On verra, tout d'abord, qu'ils ressem-

blent aux procédés de la nature et qu'ils
agissent, *en dehors* du corps, à l'instar des
moyens dont elle-même se sert constamment *en dedans*. Le mal, semblable à un
ennemi, se trouve donc ainsi placé entre
deux puissances, qui s'entendent pour l'as-
saillir, en même temps et avec les meil-
leures armes. La simplicité des bains est,
en effet, en parfaite harmonie avec DEUX
éléments, aussi heureux qu'universels et
constants, dont la nature aime à s'entourer,
lorsqu'elle procède à la guérison des maux,
les plus légers comme les plus graves : je
veux parler d'un *liquide peu abondant et
d'une chaleur* UNIFORME.

Qu'arrive-t-il, par exemple, lors d'une
simple saignée et d'une contusion; c'est-
à-dire, quand il s'agit de remédier à l'in-
cision d'une grosse veine, à l'*hémorrhagie*,
au déchirement de nombreux vaisseaux,
au broiement de nerfs, de membranes, de
muscles, d'organes plus ou moins délicats?
Et à l'aide de quels moyens tout cela se
rétablit-il, *en fort peu de temps et d'une ma-*

nière presque inaperçue ? Est-ce avec des plumaceaux de charpie, des linges cératés, des compresses et des bandes ; froides et sèches ; que la nature procède à cette guérison ? La nature, la sage et simple nature se contente *d'appeler*, à son secours, un *bain chaud et permanent*, que lui fournissent, à l'envi, les humeurs onctueuses, répandues partout et qui ne manquent jamais d'accourir et d'affluer.

Ce bain, non interrompu et que le nôtre s'attache à imiter, a l'avantage incalculable d'une chaleur égale, uniforme et que la puissante nature trouve moyen de maintenir, à peu près, au même degré de température que celle de nos liquides, malgré l'effet d'une atmosphère brûlante ou d'un froid excessif. Or, il n'est pas de meilleur moyen d'obtenir un aussi beau résultat curatif, que par la combinaison des éléments de nos bains.

Que se passe-t-il, après qu'on a brisé la mâchoire et déchiré la gencive, par la violence avec laquelle il faut agir, pour arracher une grosse dent ? Tout se guérit, cependant et en fort peu de jours, *sans qu'on y touche* ou plutôt, *parce qu'on n'y touche pas ;* et cette guérison s'opère, grâce au bain seul de la salive, dont la chaleur est uniforme et non interrompue, et dont les joues constituent la baignoire, c'est-à-dire, l'imperméable.

Dans l'opération de la cataracte, après qu'on a largement fendu ou profondément percé l'œil, l'opérateur *bien avisé* se contente de rapprocher et de fermer bien vite les paupières ; et, souvent, en trois ou quatre jours, la plaie se guérit et tout est fini. Il y a, évidemment ici, un bain à température égale et constante, placé derrière les paupières et qui ne consiste qu'en *quelques larmes* seulement.

A quelle bénigne influence remettonsnous le traitement du long trajet des plaies, faites avec une épée, une baïonnette, une balle, une écharde? N'est-ce pas encore à un bain, dont la nature fait tous les frais et qui, certes, ne brille guère par l'abondance du liquide ?

Quand vous avez ouvert la cavité abdominale, pour la suture d'un intestin, pour remédier à l'étranglement d'une hernie ou pour une·opération césarienne; à qui confierez-vous l'heureux résultat de votre adresse, si ce n'est encore à un·bain, dont les parois du ventre forment la baignoire, et dont les organes qu'elle renferme s'empressent d'être les porte-liquides?

Tous les désordres et les violentes contusions, qui accompagnent et suivent les fractures et les luxations, se terminent d'eux-mêmes, par les seuls efforts de la bonne nature, et au milieu d'un épanchement d'humeurs, qui font l'office de simples bains.

Il en est de même des catarrhes, de certaines fièvres de mauvais caractère, des rhumatismes, des inflammations du cerveau, de la moelle épinière, de la poitrine, du bas-ventre, des suites graves de l'accouchement, etc.

Avouons plutôt, franchement et la main sur la conscience, que, s'il était permis, aux chirurgiens, de mêler leurs moyens de prédilection, à ce traitement si simple que présente la nature, la guérison se ferait attendre infiniment plus longtemps et qu'elle serait, sans aucune comparaison, moins parfaite et beaucoup plus douloureuse. Rapprochons-nous donc, au nom du ciel! de cette belle simplicité, que la nature a reçue de la divine Providence, et dont elle fait, à chaque instant, un aussi noble usage!

Ces motifs et ces données incontestables doivent donc nous engager à prodiguer les bains, en toute confiance, dans les cas suivants et en l'absence du médecin ou du chirurgien. Les hommes de l'art les conseillent et y recourent eux-mêmes, fort souvent et avec succès, dans les mêmes circonstances. S'ils ne les recommandent pas, toujours et aussi fréquemment qu'ils le devraient, ou le voudraient, c'est qu'ils sont arrêtés par les difficultés sans fin, les inconvénients sans nombre, dont nous avons déjà parlé et qui se présentent dans leur administration; sans compter les obstacles qui s'opposent à la *localisation* de ces bains et qui forcent à les *généraliser*, lors même que le mal est *très-circonscrit*.

Il va donc sans dire que les bains, de tout le corps ou de la moitié seulement de celui-ci, seront de plus en plus rares, à mesure qu'on saura entrevoir et qu'on se persuadera : *qu'il n'est nullement néces-saire d'y avoir recours, lorsqu'il s'agit de maux circonscrits, isolés et qu'il est facile d'atteindre, très-exactement, sans mettre en cause et sans rendre solidaires une foule de parties, qui n'ont que faire d'être baignées* [1].

Il est ridicule, en effet, de plonger et de tenir, avec peine, un corps tout entier, dans une masse d'eau mal chauffée, pour une affection purement locale et souvent très-restreinte; lorsqu'il est facile de bai-gner cette dernière, beaucoup mieux, plus long-temps et sans embarras, soit pour l'in-dividu malade, soit pour les personnes auxquelles il est confié.

[1] Le général C., qui avait éprouvé les effets les plus heu-reux et les plus prompts de nos bains, me disait à ce sujet

Règle générale donc : *N'appliquez de bains que sur les parties qui sont malades, ou vers celles sur lesquelles vous devez agir.*

Ce principe saute tellement aux yeux et son ingénuité ressemble si fort à ce qu'on nous dit de M. de la Palisse, qu'il est presque ridicule de l'énoncer ; et, pourtant, la routine veut qu'on le fausse, tous les jours et des milliers de fois par jour.

Il suffira, j'espère, d'avoir signalé cette fâcheuse erreur, cet abus monstrueux d'un bon moyen, pour qu'on ne tombe plus dans une pratique aussi peu réfléchie. Il résultera, d'ailleurs, de la règle que je viens de poser, cette conséquence, aussi précieuse que forcée : Que l'application de mes bains sera de plus en plus simple, facile, commode et, surtout, UTILE.

Du reste, en analysant tous les systèmes de bains sagement organisés, on pourra

---

« C'est comme s'il fallait plonger tout une compagnie dans l'eau, parce que le capitaine ou le tambour auraient besoin d'être baignés. »

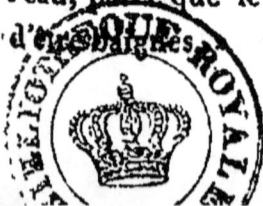

juger de la valeur respective de chacun d'eux, par le nombre, plus ou moins grand, des conditions favorables qu'ils sont capables de remplir.

Nous allons énumérer celles-ci :

Une température égale ou très-peu variable, mais dont il soit facile d'élever ou d'abaisser le degré, s'il y a lieu.

Une durée qu'on puisse prolonger, à volonté, sans embarras ni inconvenients.

La facilité d'obtenir un bain, constamment, à peu de frais et partout.

Celle de le prendre, commodément, debout, au lit et dans la plupart des situations où l'homme est obligé de se trouver.

L'avantage de le modifier, de toutes les manières et sans difficulté.

Celui de l'appliquer sur tout le corps, à l'exception des narines, et sur chacune de ses parties séparément.

Le moyen d'y entrer et d'en sortir aisément, sans danger ni désagrément.

La certitude que ces bains seront à la portée de tout le monde, et que par conséquent; ils deviendront populaires.

Or, ce mot signifie que le peuple, comme les gens du monde, et même les plus proches parents des médecins et des chirurgiens, s'empresseront de recourir à ces bains, dans les maladies et les accidents que nous allons indiquer. Chacun aura, du moins, la perspective de les soigner bien, d'attendre avec sécurité l'homme de l'art, de les enrayer, presque toujours très-heureusement, et de les guérir, assez souvent; tandis que là plupart du temps on perd la tête, on ne sait que faire ou bien l'on fait mal.

Les bains devront être envisagés comme le meilleur mode de pansement, après toutes les opérations chirurgicales; mais, surtout, après celles qui sont graves, dangereuses, qui ont causé et sont suivies de vives douleurs.

On en conclura donc que ce même bain sera, sinon de rigueur, au moins de la plus grande utilité, dans tous les accidents, *quels qu'ils soient;* car ils doivent être considérés comme des opérations occasionnelles, brutales, souvent cruelles et toujours en pure perte, comme il ne s'en fait malheureusement que trop encore. Lors donc qu'on me demande, dans quelles circonstances il convient de faire usage des bains? Je m'empresse de répondre : *Je n'en connais aucune, pas une seule où ils puissent nuire.* C'est qu'en effet, si leur application judicieuse n'est pas, toujours et dans tous les cas, utile et avantageuse, elle peut cependant l'être et qu'elle n'est, du moins, *jamais* accompagnée du plus léger inconvénient.

Les accidents, qui sont accompagnés d'une hémorrhagie inquiétante, ne font pas même exception à cette règle générale; parce qu'il suffit, pour l'arrêter, de recouvrir l'endroit même, d'où jaillit le sang, avec une éponge, de l'amadou, du coton ou un chiffon mollet, qu'on aura trempés dans de l'eau; seulement on devra les appuyer ou serrer, assez fortement, pour arrêter l'écoulement du sang et attendre un secours plus efficace.

L'action des doigts et de la main sera d'autant plus convenable ici, que le mal est, en général, très-circonscrit et qu'on voit clairement d'où sort le sang. C'est, d'ailleurs, le moyen dont se servent les chirurgiens, en attendant qu'ils aient pu faire la ligature ou la torsion du vaisseau ouvert, de celui qui laisse échapper ce liquide.

A ceux qui ne manqueront pas de me reprocher d'appliquer le coton, l'amadou et les chiffons, à l'état humide, au lieu d'imiter tous les praticiens qui ne font usage que de charpie *sèche*, je dirai : que l'eau rend ces objets plus souples et moins irritants, et que, mouillés, ils se moulent mieux sur les tissus blessés ; témoin l'éponge.

Si nous insistons si fort, sur le bain, dans les accidents, c'est qu'il est constant et généralement reconnu : que le point essentiel, dans le début d'une plaie, d'une contusion, entorse, luxation, fracture, etc., consiste à prévenir le gonflement, l'irritation, l'accès de l'air et des autres corps étrangers. Or, le meilleur moyen de parvenir à ce but est évidemment, l'application de tout ce qui peut avoir quelque analogie avec nos bains. On remplacera donc, de la sorte et avec le plus grand avantage, la charpie, les onguents, les cérats, les compresses et les bandes, dans le pansement des plaies et des ulcères, soit pour prévenir leur aggravation, soit pour hâter leur guérison.

Avez-vous donc, sous les yeux, une fracture ou une luxation? Soumettez-les l'une et l'autre au bain; non pas pour les guérir, ce qui serait une prétention absurde, mais pour prévenir des accidents graves, calmer ceux qui existent déjà et avoir, par ce pansement provisoire ou *d'attente*, des garanties que le mal n'augmentera pas, qu'il restera, en quelque sorte, stationnaire et que le chirurgien le trouvera, à peu près, dans l'état où il était au moment où il a été produit. Vous aurez seulement l'attention de placer les membres dans une position convenable et de les maintenir tels, en les appliquant contre des corps résistants, avec des oreillers ou des sachets remplis de coton, de feuilles; d'herbe tendre, de son, de foin, de paille. La main peut être aussi du plus grand secours, pour empêcher de douloureux mouvements.

Cette même main peut, d'ailleurs, être remplacée avantageusement par l'un ou l'autre de nos liens, qu'on appliquera et serrera avec discernement.

C'est le cas, sans contredit, d'appeler incessamment les secours d'un chirurgien éclairé; non-seulement ici, mais dans tous les accidents qui paraissent graves et qui pourraient devenir dangereux. Et il importe, en attendant son arrivée, de s'entourer des lumières, de l'adresse et des connaissances des personnes qui ont l'habitude de donner des soins aux malades. Les sages-femmes et les garde-malades se trouvent ici en première ligne; mais ils connaissent trop leurs devoirs, pour se charger, mal à propos, de traitements qui seraient au-dessus de leur portée, d'abuser de leur position, de compromettre leur responsabilité et de hasarder l'avenir et l'existence d'un malheureux blessé.

Les entorses du poignet, du coude, du pied et du genou, ainsi que certaines gros seurs ou enflures, qui succèdent à des coups ou à des chutes, seront, non-seulement baignées, mais encore serrées assez fortement, avec l'un de nos liens. Le bain rend, en effet, cette utile compression très-supportable et recommandable. Si, cependant, cette énergique pression avait l'air d'incommoder ou d'avoir été poussée trop loin ; et si, au lieu de faire diminuer l'engorgement et la douleur, elle paraissait les augmenter; alors on ferait bien de relâcher un peu les liens. Cette heureuse association d'un bain émollient et d'une vigoureuse compression est, du reste, une précieuse innovation, une conquête chirurgicale. Depuis deux ans, et dans les cas analogues à ceux que je viens de citer, je n'ai pas encore observé qu'elle ait eu des inconvénients.

On peut voir, à l'article IV, les raisons

que nous avons données de l'utilité de
cette compression et la manière de l'exécuter.

Ce que nous venons de dire des entorses
doit s'appliquer également aux douleurs
profondes, suites de coups ou de chutes
et, en particulier, lorsqu'elles ont leur
siége à l'épine du dos, aux os des hanches,
aux seins mêmes.

Quant aux lésions graves du dos, elles
sont souvent accompagnées de la paralysie
des membres inférieurs, et on doit les en-
visager alors comme des entorses de l'é-
pine dorsale, avec ou sans fracture. On ne
peut mieux les comprimer, conjointement
avec le bain, qu'en couchant le malade sur
le dos, à plat et sur un matelas ou une
paillasse qui soient assez fermes. On aug-
mente considérablement cette pression, à
l'hôpital de Lausanne, par le moyen
suivant, le seul admissible, d'ailleurs ; à
savoir : soulevant l'endroit malade, avec
une serviette passée derrière le dos, et
dont les bouts auront leur point d'appui

au plancher et au-dessus du malade. Les chirurgiens profiteront, sans aucun doute, de cet énergique moyen.

Le bain se recommande, d'ailleurs et très-particulièrement, dans les cas de hernie :

1º Pour en favoriser la rentrée, lorsqu'elle serait douloureuse et trop volumineuse.

2º Pour rendre la pression de la pelotte du bandage herniaire beaucoup plus supportable, puisqu'elle aura lieu à travers un bain; et

3º Pour composer ce dernier, avec les substances les plus propres à resserrer et fortifier les parties ; telle est, par exemple, une décoction d'écorce de chêne dans du vin rouge, et à laquelle on ajoutera un peu d'alun. L'application de ce mélange pourra se faire à *froid* et se renouveler plus de deux fois par jour.

On aura recours aux bains, avant, pendant et après les diverses manipulations énergiques qu'on doit faire subir, aux articulations des membres, en vue de les assouplir, lorsqu'elles sont roides et, surtout, lorsqu'il s'agira de rompre brusquement certaines de leurs *ankyloses* ou immobilités, plus ou moins complètes et fâcheuses.

Les sages-femmes ne manqueront pas de recommander et d'appliquer nos bains, elles-mêmes et sur-le-champ, lorsqu'elles prévoiront qu'un accouchement pourra être pénible, long ou laborieux. En les comparant avec l'un de ces *grands bains*, comme on les appelle, que l'on conseille si légèrement, comme une chose facile et essentielle, quoiqu'il soit rare de pouvoir les donner avec l'utilité qu'on y attache et les convenances qui sont nécessaires; en y réfléchissant, dis-je, les accoucheuses n'hésiteront pas, un seul instant, de placer notre bain sur les organes qu'il faudra relâcher, détendre, dégager et calmer. Cette conduite sera souvent de rigueur et tendra à prévenir et à guérir bien des maux graves, qui se développent, après les couches et comme les funestes *suites de couches*, dont il est si souvent question.

Ces mêmes personnes s'empresseront également de recourir à un bain vineux ou aromatique, lorsqu'il s'agira de rappeler à la vie un enfant qui vient mourant au monde, dont il convient de soutenir la frêle existence. Les mères de ces petits êtres ne sont, malheureusement, que trop souvent aussi dans les mêmes fâcheuses circonstances, et plus d'une de celles, qui en auraient été les déplorables victimes, pourra échapper encore, par l'effet de bains analogues à ceux que nous venons de recommander pour les nouveau-nés. Tout autre secours serait du moins impossible et souverainement dangereux, sans notre mode de baigner ; car, le plus souvent, on n'ose pas remuer ces infortunées, sans leur voir rendre le dernier soupir.

Ces mêmes sages-femmes, mais, surtout, les mères de famille, les bonnes d'enfants, les nourrices, s'empresseront de protéger, avec l'imperméable, la couche, le matelas ou la paillasse des petits enfants, et des individus qui font leurs nécessités dans le lit.

Le principe est ici le même que pour nos bains; mais avec cette différence, qu'au lieu de chercher à conserver le liquide chaud ainsi que son porteur; on l'enlèvera aussi souvent que l'un aura été lâché et que l'autre sera mouillé ou sali, pour leur substituer un linge sec et propre. Le reste sera du moins complétement à l'abri, si l'on s'y prend de la manière suivante : il suffira de fixer une feuille d'imperméable sur la couche, d'aviser à ce que celle-ci soit un peu enfoncée au milieu, et qu'il y ait là comme une gouttière, où vienne se réunir l'urine. Si cette espèce de rigole, c'est-à-dire, si le lit se trouve alors légèrement incliné vers les pieds, le liquide sera forcé de descendre dans ce sens et de laisser sec et propre tout le reste. On ne sera donc plus embarrassé de sécher les matelas et les paillasses ; car, pour les tenir propres, on se contentera de laver et d'essuyer le tissu imperméable, comme on lave et essuie une toile cirée, une table vernie.

J'espère qu'on me pardonnera cette petite digression : la suivante est mieux à sa place.

Comme l'imperméable est principalement destiné à maintenir une légère couche d'humeur ou de liqueur sur nos parties, et à empêcher leur desséchement, on ne manquera pas d'en faire usage et sans liquide pour un certain nombre de pansements, où l'on a déjà l'habitude d'employer des emplâtres, des onguents, des feuilles de certaines plantes et celles de plomb. Voici pourquoi on pourra maintenant se contenter de la toile imperméable seule :

Quelques minutes après qu'on a placé les objets ci-dessus, sur une plaie, un ulcère, une surface en suppuration ou qui suinte des humeurs, ils ne manquent jamais de se couvrir, et par fois sur-le-champ, d'une légère COUCHE de pus. Or, comme cette couche de matière est interposée ou placée entre la surface de la plaie et celle de l'emplâtre, de l'onguent ou de la feuille, il est clair qu'on ne devra plus compter sur la *vertu* ou les propriétés de ces médicaments, mais sur celles du pus lui-même, qui représente ici le liquide de notre bain. Le pus fait donc exactement l'office, les fonctions de l'humeur qui baigne et guérit les plaies, dont j'ai parlé et qui succèdent à l'arrachement d'une grosse dent, à l'opération de la cataracte.

L'essentiel c'est que ce pus ou la matière qui sort d'une plaie ne puisse ni séjourner trop longtemps sur cette dernière, ni avoir le temps d'y contracter de l'odeur et des qualités nuisibles. Or, on parvient parfaitement à ce but, avec l'imperméable, surtout s'il est suffisamment pressé contre la surface suppurante. C'est qu'alors les matières seront forcées de s'écouler et de filer au loin, au fur et à mesure qu'elles se formeront et se déposeront sur la plaie. Il ne se trouvera donc, sur celle-ci, qu'un liquide fraîchement arrivé ou déposé, et qui n'aura pas et ne pourra pas avoir le temps d'acquérir des qualités pernicieuses. Cette humeur, ce pus seront donc plutôt recommandables, en ce qu'ils n'auront guères que les propriétés d'un bain tout *naturel*.

On aura, par conséquent, la facilité de panser, avec l'imperméable *seul*, les cautères, les sétons, les vésicatoires et toutes les plaies simples, qui sont en suppuration ou qui ne peuvent guérir qu'en suppurant plus ou moins longtemps et qui ne réclament pas un bain complet.

On comprend la rapidité, la commodité et la propreté qui résultent de ce mode de faire ; mais on sentira également, de quelle valeur peuvent être les fameux pansements, dits *à sec*, et qu'on recommande encore. Ils sont parfaitement illusoires, sans but qu'on puisse avouer ou expliquer, autrement que par la routine, et ils sont nuisibles, le plus souvent, s'ils ont lieu avec de la charpie.

On appliquera le bain sur les grosseurs, duretés, inflammations, rougeurs, etc., qu'on veut dissiper ou faire suppurer, et dans tous les cas où l'on a l'habitude de placer des cataplasmes et des fomentations.

Tels sont les principaux cas du ressort de la chirurgie, où les bains seront constamment nécessaires ou très-utiles.

Ceux du domaine de la médecine peuvent être compris, sous quelques chefs aussi qu'il nous suffira d'indiquer, en très-peu de mots.

Les douleurs *nerveuses*, c'est-à-dire, celles dont on ne sait trop expliquer la nature et l'origine, et qui ne sont accompagnées ni de sensibilité au toucher, ni de grosseurs, ni d'autres signes extérieurs. Le médecin sera souvent heureux de combiner ici la compression et certaines compositions du liquide, dont nous avons parlé à l'art. Ier.

Les douleurs et irritations, situées profondément et qui accompagnent les transports de tête, les maux de gorge, les rhumes dits de poitrine, les pleurésies, les coliques, les diarrhées, les colérines, les dyssenteries, les sciatiques, les courbatures ou maux de reins, les rhumatismes ou coups de froid, et même les embarras d'estomac, suite de mauvaise digestion. En appliquant le bain, dès que l'un de ces maux se manifeste, on est souvent assez heureux pour les dissiper ou atténuer, en fort peu d'heures ou d'instants.

C'est ici le lieu de parler de l'action du bain de pieds ou de jambes, parce qu'il s'applique et peut se donner fréquemment, dans certaines affections du domaine médical. Il est et sera constamment, en effet, le plus simple, le plus commode et le plus prompt de ceux qui sont destinés à *attirer en bas* des maux placés sur des parties élevées et éloignées, et à dégager ainsi ces dernières. Chacun sait qu'on les rend plus actifs et irritants, en y ajoutant du fort vinaigre, du sel de cuisine et surtout de la moutarde. Mais, fussent-ils d'eau simple seulement, on comprendra leur grande utilité, si l'on réfléchit à ce que nous al-

lons en dire, comme moyens de se débarrasser des cors, des durillons et des douleurs qu'ils occasionnent.

On n'aura pas de peine à concevoir et à
expliquer ces heureux résultats, si l'on
considère que ces cors se trouvent ainsi
amollis et, en quelque sorte, dissous ou
détachés, par l'action *non interrompue de
douze ou vingt-quatre heures*, d'un bain
émollient et savonneux, lequel équivaut à
vingt ou quarante bains de pieds ordinaires,
dont chacun ne dure guères que 30 ou
40 minutes seulement. La peau du pied
se trouve, en effet, tellement imprégnée,
imbibée et lessivée, après un tel bain,
qu'on a peine à l'essuyer et à la dessécher à
fond; elle est rendue presque spongieuse,
et les parties dures qui s'y trouvaient,
étant ainsi gonflées par l'action permanente
de l'eau, tombent le plus souvent ou se
laissent enlever, sous la forme de pelures
ou d'écailles.

Le bain contribuera, d'ailleurs, dans
maintes circonstances, à ramener la cha-

leur aux pieds, et celle-ci, par un heureux retour, aidera à maintenir la bonne température du liquide.

Les maladies de la peau réclament, surtout, ce mode de traitement. D'après ce que nous venons de dire des cors et de la peau des pieds, après qu'ils ont été baignés, ainsi que des résultats remarquables d'un bain *très-prolongé*, on n'aura pas de peine à s'expliquer leurs heureux effets. Car ils agiront dans le but de modifier profondément, d'impressionner fortement et de changer, du tout au tout, la nature d'une peau malade, ainsi que les altérations qu'elle aura subies ; de ramener, en un mot, ce vaste organe à son état *normal*,

Ici doivent se ranger, par conséquent, les dartres, les éruptions de tous genres, plus ou moins hideuses, douloureuses et accompagnées de rougeurs, de démangeaisons, d'ardeurs, de suintements, de croûtes, de pustules, d'ulcérations, etc. Aussi, s'empressera-t-on de traiter tous ces maux-là, d'abord avec de l'eau simple, puis avec telle ou telle composition, que pourra indiquer un médecin.

Le bain de propreté peut même figurer ici, et on le conçoit sans peine ; car il produira, sur la peau, le même effet qu'une lessive ; de sorte que si vous vous êtes baigné, une nuit entière, dans de l'eau de savon, vous n'aurez besoin, le lendemain matin, que de vous rincer ou laver avec un peu d'eau froide ou tiède, et de vous essuyer, avec un linge propre et un peu rude.

Je cite le bain de propreté, parce qu'il est bien connu que beaucoup de maladies de la peau ne sont que l'effet de la saleté ou de la malpropreté. Celles-ci ne seront plus pardonnables maintenant, même dans la classe indigente.

Les maladies, dites nerveuses, les convulsions, les spasmes ou crampes, le tétanos, les fièvres chaudes ou avec délire, les affections graves dont il a été question à l'art. III, les insomnies, les agitations violentes, etc.; tous ces maux seront combattus, avantageusement encore, par nos bains simples ou composés, *chauds* ou *tièdes*.

Articles additionnels.

I. Lorsqu'il s'agira de donner plus de consistance à nos liens et de les fixer plus solidement sur une région quelconque, en liant, très-étroitement entre elles, toutes leurs parties, il suffira de les barbouiller et de les enduire avec un peu d'*empois* et, par là, de les coller ensemble, pour n'en faire plus qu'un seul et même tout.

Les docteurs des temps modernes décorent cet appareil-là du nom d'INAMOVIBLE; ce qui signifie qu'*il ne faut plus y retoucher* DU TOUT; exactement comme auraient pu dire, il y a plus de quatre mille ans, les emballeurs de momies, lorsqu'ils les avaient emmaillotées grotesquement, pour les faire passer à la postérité la plus reculée.

Nous serons moins savants, moins routiniers; mais aussi plus vrais et plus sensés, en disant : Qu'il convient d'enlever et de rétablir les liens, empesés ou gommés, chaque fois qu'on s'apercevra qu'ils serrent trop ou qu'ils n'appuient pas assez ; deux choses qui manquent rarement de se succéder. Or, en humectant, pour cet effet, l'appareil avec un peu d'eau, il se détache très-facilement, et même il pourra être immédiatement réappliqué, avec le degré de constriction jugé nécessaire.

Il est bon de dire que l'application, autour des membres, de ces liens gommés, avec ou sans un bain, constitue, dans les varices (les grosses veines), les ulcères et l'enflure des jambes, par exemple, un excellent *bas lacé*. On obtient, par ce moyen si simple, la plupart des avantages de ce bas, sans avoir les inconvénients qui résultent de sa cherté et de la difficulté de l'avoir sous la main, ainsi que de l'ennui de le lacer si souvent.

Nous avons la bonne habitude, à l'hôpital de Lausanne, d'empeser d'avance (même longtemps d'avance) les liens carrés ou triangulaires dont nous voulons nous

servir, pour les *mouler* et faire durcir sur
les membres. Ils sont secs, sans doute,
quand on nous les livre ; mais il nous suffit
de *très-peu* d'eau pour les humecter, les assouplir et les rendre très-propres à s'ajuster, exactement et d'un seul jet, autour des
organes. Et, comme ils sont à peine humides, ils ne tardent guère à se sécher et
durcir ; c'est-à-dire, à former l'écorce solide
qu'on a vue.

II. Je ne puis m'empêcher, à ce sujet,
d'avertir officieusement mes lecteurs, qu'on
fait encore, de ce fameux appareil inamovible, un abus aussi étrange qu'inconsidéré,
qu'il importe de signaler.

Cette écorce, cette espèce de cuirasse,
dont on tient à envelopper tout un membre cassé, a été considérée et recomman-
dée comme le moyen par excellence de
traiter *toutes* les fractures. — Eh bien ! il
importe de s'en défier, eu égard aux graves
motifs suivants :

1° Ce mode pèche contre toutes les
règles de la mécanique, qui, pour conte-

nir et redresser un corps solide et semblable à un os cassé, ne réclame nullement qu'on l'appuie et l'étançonne sur sa surface tout entière, et qu'on l'enferme comme dans une virole ou dans un ÉTUI. Il suffit amplement, au contraire, de soutenir ce corps, quel qu'il soit, sur TROIS points seulement de sa circonférence. Demandez plutôt au plus simple artisan. Un seul appui, semblable au tuteur qui soutient et redresse la tige d'une fleur ou celle d'un jeune arbre, est suffisant même.

2°. Un membre cassé a de la tendance à enfler et grossir, surtout dans les premiers jours et lorsque les chairs ont été violemment meurtries; c'est, le plus souvent, le cas ici. Mais le même membre ne manquera pas, également, de diminuer de volume et de se rapetisser, plus ou moins, au bout d'un certain nombre de jours. Or, dans le premier cas, l'écorce rude et solide serrera évidemment trop, et deviendra, par là, très-dangereuse; au contraire, elle ne contiendra pas suffisamment les bouts de l'os fracturé, dans la seconde supposition. Cet étui, qui n'est plus en rapport avec la grosseur du membre, permettra, par conséquent, à celui-ci, de prendre une direction fàcheuse et, quelquefois, l'empêchera de se souder.

3° Ces éventualités et alternatives sont d'autant plus à redouter, qu'il est presque impossible de s'en apercevoir, puisque le membre, tout entier, se trouve soustrait au regard et au tact, par le perfide inamovible sous lequel il est hermétiquement emprisonné. Des faits nombreux et déplorables ne prouvent que trop la réalité de ces assertions, si la simple réflexion ne suffisait pas pour les faire pressentir.

4° De tous les expédients auxquels on a dû avoir recours, jusqu'ici, pour prévenir ces catastrophes et y parer, le meilleur est loin de satisfaire pleinement la raison et les exigences de l'art. Il consiste à fendre l'appareil en long et à former, de la sorte, une valve de chaque côté, semblables à certaines coquilles et qui, pouvant s'ouvrir et se refermer, permettent de serrer et de desserrer le membre à volonté et de surveiller tout ce qui se passe sur ce dernier. Or, la surveillance d'une fracture est de rigueur, pour tout chirurgien prudent et consciencieux, lors même qu'il n'existe pas de fâcheuses complications.

5° Le bivalve semble donc indispensable, *d'emblée* et au moment où l'on procède à la réduction et contention.

6° Mais alors vous rentrez, de plein saut, dans le système ancien des attelles et des cartons.

7° Vos excursions excentriques n'auront servi, par conséquent, qu'à ramener les appareils, prétendus inamovibles, aux seuls PRINCIPES qui sont avoués par la mécanique *appliquée.*

8° Je les ai indiqués et mis en pratique, dans mes *Excentricités chirurgicales.*

9° Mieux vaudrait aviser, enfin, à la *suspension* des membres *inférieurs.*

III. Nous avons parlé, et avec raison, de la peau d'un mouton rapidement et fraîchement écorché, pour servir de bain plus ou moins général. Mais on peut aussi, en égorgeant cet animal, recueillir son sang et en imbiber, pendant qu'il est encore chaud, un des porte-liquides de l'article Ier. Il y aura là une fort bonne liqueur et en quantité suffisante, pour un bain, même de tout le corps. Enfin, on voudra ou devra, dans quelques circonstances, réunir les deux ordres de moyens qui se présentent ici : le sang chaud comme liquide et la peau comme imperméable; on fera bien.

IV. Je ne parle pas de l'urine, qu'on peut tâcher de se procurer *au besoin*, parce que le remède est *populaire* et mis déjà fort sagement en usage, dans certaines contusions et par un assez grand nombre de personnes. Mais son application sera maintenant mieux comprise et appréciée; elle aura plus d'efficacité et de durée, un degré de chaleur plus égal et plus constant; et elle sera, par conséquent, beaucoup plus utile, quand on l'aura placée, comme tous nos autres liquides, sous un imperméable.

V. Il est si souvent question dans ce Manuel, des moyens d'arrêter et de fixer les bouts de mes liens, qu'il vaut la peine de les passer un instant en revue :

1° Le *double nœud* et celui à *rosette* conviennent pour les extrémités d'une cravate et pour les deux longues pointes d'un fichu ; et ils méritent d'y figurer en première ligne, parce qu'ils sont expéditifs, commodes et très-sûrs. Ils sont placés, d'ailleurs, au cou et à la tête, trop généralement par tout le monde, pour n'être pas connus et appréciés de chacun. Mais ils sont impossibles, avec la plupart des bandes ; et, cependant, le croira-t-on ? ces nœuds, malgré leurs avantages, ont déplu à quelques académiciens de premier ordre et ont été mis en avant, par eux, comme un des principaux motifs de réprobation de tout mon système déligatoire.

2° Les *épingles* viennent ensuite et rendront les mêmes services que les nœuds. Elles sont tellement usitées partout, que je devrais me contenter de les citer sans commentaire ; mais j'ai à rappeler aux élèves :

(*a*) Qu'il est plus important et plus difficile qu'ils ne le supposent, de placer *bien* une *simple* épingle.

(*b*) Qu'ils feront sagement, en conséquence, de s'exercer à cette mince opération mécanique, jusqu'à ce qu'ils aient l'habitude de la faire lestement.

(*c*) Qu'ils feront très-sagement encore de lui associer la pratique de mes liens.

(*d*) Que, pour la mise simultanée en œuvre de ceux-ci et de l'épingle, ils n'auront nul besoin d'attendre un cas chirurgical grave.

(*e*) Qu'ils doivent, au contraire, procéder et s'appliquer à ces exercices, tous les jours et plusieurs fois par jour, ne fut-ce qu'une minute seulement, sur une partie saine.

(*f*) Qu'ils trouveront, sans peine et dans leurs moments de loisir, un camarade qui, à charge d'un juste retour, se prêtera volontiers à ces applications, jusqu'à ce qu'elles soient devenues familières à tous deux, et qu'ils y excellent l'un et l'autre.

(*g*) Qu'ils doivent chercher, avant tout, non-seulement à éviter le reproche de gaucherie, mais à faire preuve de cette élégance rare, de ce goût délicat, de cette coquetterie raffinée, nous dirons même de cette exquise mignardise, qui sont de rigueur, avec les bandes et dans les mains des GRANDS maîtres. C'est un point très-important..... dit-on !

(*h*) Qu'ils ne seront pas tenus, pour obtenir tous ces avantages, d'avoir l'embarras, je ne dirai pas, de faire eux-mêmes [1], *bone Deus !* mais de se procurer des bandes de toutes longueurs, largeurs et façons...

---

[1] Figurez-vous, en effet, un chirurgien, un interne ou un simple élève, occupés bravement à couper, à droit fil, dans un drap, d'abord des fragments de bandes, qui aient parfaisement la même largeur ; puis à les unir ensemble par une suture particulière ; et enfin, à faire passer, sur chacun de leurs longs bords, un autre genre de suture, pour qu'ils ne s'effilent pas. Comme cela serait édifiant ! C'est, cependant, ce qu'on est obligé de faire, lorsqu'on n'exerce pas commodément, dans un hôpital ! Et on s'imagine que c'est là, avec la puérile confection des plumaceaux et des bourdonnets..... *faire de la chirurgie !*

(i) Qu'ils ne perdront plus leur temps à les rouler, dérouler et rouler encore.

(k) Qu'ils n'éprouveront plus l'ennui de revenir, sans cesse, à ces manipulations futiles et ridicules, et de voir désormais, dans ce tas de puérilités, des motifs sérieux, qui empêchent nos jeunes confrères de briller dans les examens et de porter, aux malheureux, des secours plus éclairés, plus prompts et plus doux.

3° Les *points d'aiguille* ou de *couture* sont trop négligés par les chirurgiens, même dans les occasions très-fréquentes où ils méritent, hautement et exclusivement, la préférence. Ils n'ont, du moins, aucun inconvénient *quelconque*, et je ne saurais assez les recommander, aux jeunes comme aux vieux praticiens.

4° Les *rubans* de fil ou de soie, un bout de fil ou de ficelle, peuvent être encore nécessaires, et comme suppléments, dans certains cas rares; et s'ils sont *élastiques*, ils seront préférables, dans quelques autres circonstances plus rares encore. Citons enfin... la BANDE ! dont les inconvénients balancent les avantages, lorsqu'on la considère comme un moyen exclusif de déligation.

5° La *cire à cacheter*, que j'ai indiquée il y a longtemps et dont je fais quelquefois usage, a le mérite de s'appliquer, avec une précision, une rapidité et une solidité qu'on saura apprécier, en cachetant ou en voyant cacheter une lettre, ainsi qu'en l'ouvrant.

VI. Le *plein* d'un lien est tout ce qui se trouve entre ses bouts ou pointes.

VII. Dans la belle opération de la suture du palais, les chirurgiens reconnaîtront que c'est essentiellement au bain permanent et à température uniforme que sont dues la réunion et la guérison de cette membrane.

VIII. On doit se garder d'insister sur l'usage de nos bains, *en présence d'un médecin digne de confiance.* Je dirai, au contraire, qu'il faut s'en rapporter à lui, lorsqu'il a examiné et reconnu le mal. Mais je ne saurais trop répéter, *qu'en l'absence de cet homme de l'art*, on devra se confier à ces bains, afin de rendre sa tâche plus facile, lorsqu'il sera rendu auprès du malade. J'ajouterai enfin, que, dans les cas graves ou qui pourraient le devenir, il est convenable et prudent, si l'on ne peut pas profiter des conseils du médecin, de consulter au moins une personne entendue et de ne pas s'en rapporter uniquement à ses propres connaissances et à de vagues aperçus. Tel est le sens dans lequel il faut entendre *la médecine et la chirurgie populaires*, c'est-à-dire *la médecine sans médecin.*

Loin de s'opposer à l'emploi des bains, dans les cas que nous venons de passer en revue, les médecins et les chirurgiens seront les premiers à recommander ce précieux moyen de guérison, surtout lorsqu'ils en auront eux-mêmes constaté les heureux effets. Or, les essais qu'ils en feront seront si faciles et si simples, les occasions de les tenter *innocemment*, si fréquentes et si variées, qu'ils ne manqueront certes pas d'en profiter. Ils pourront donc s'assurer, sans délai, de la grande efficacité de ce mode de traitement, et ils le conseilleront eux-mêmes et à tout le monde, comme je ne cesse de le faire, depuis deux ans que j'y ai recours, dans ma pratique civile et à l'hôpital de Lausanne.

IX. Le renouvellement ou les changements successifs d'un bain, se feront plus ou moins rarement, si le liquide est peu susceptible de s'altérer ou de s'évaporer, si le linge qui le porte est épais ou laineux, et si la chaleur de la peau et de l'air n'est pas très-forte. Dans ces circonstances, il suffira d'un ou de deux pansements dans les vingt-quatre heures, et l'on pourra même se contenter, après avoir soulevé l'imperméable, d'humecter légèrement le porte-liquide avec quelques gouttes d'eau. Nous n'avons eu besoin, assez souvent dans ces cas-là, que de chauffer celle-ci dans une cuillère et à la flamme d'une chandelle ou d'une lampe.

Mais, dans les circonstances opposées ; ou si du pus ou des matières abondantes salissent le bain.; si le malade ou les assistants sont incommodés par quelque mauvaise odeur; s'il importe de resserrer plus fortement les liens, soit pour mieux procurer l'évacuation du pus, soit pour faire dégonfler davantage les parties baignées; et s'il s'agit encore de mettre, en contact avec la peau, des substances aromatiques, spiritueuses et médicamenteuses, qui se dessèchent ou s'absorbent facilement, et sur l'action spéciale desquelles on paraisse compter; alors, on sera libre de multiplier, plus ou moins, les arrosements et les imbibitions, sans porter la moindre atteinte à la durée et à la nature du bain.

X. Les bains, après une opération sanglante, ou lors d'une plaie par accident, n'empêchent pas la sérosité ou les matières qui s'écoulent, de rester fluides et de se délayer si bien; que les pièces d'appareil peuvent s'enlever et se soulever sans tiraillement; au lieu qu'elles se dessèchent et se durcissent sous la charpie, les compresses et les bandes et qu'elles font, de celles-ci, un ensemble raidé et compacte, qui rend difficiles les pansements ultérieurs.

XI. On pourra, d'ailleurs, imitant la pratique de l'hôpital de Lausanne, barbouiller certaines parties avec un pinceau et du savon. Celui-ci sera simple, odorant, ammoniacal et diversement composé; de sorte qu'il n'empêchera nullement l'action complète du bain.

XII. On ne perdra pas de vue que j'écris en faveur des MALADES et des individus qui le sont bien réellement. A Dieu ne plaise, par conséquent, que j'aie la sotte prétention de proscrire tous les bains de propreté et d'agrément, qu'il est si doux de prendre dans une vaste et commode baignoire, ainsi que dans les nombreux établissements qu'on rencontre dans les villes populeuses! Et je ne me soucie pas davantage de me brouiller avec cette nuée d'individus, qui sont intéressés à la fréquentation et à la prospérité des thermes de tous les pays! — Ces précieuses sources d'eaux minérales conserveront leur renommée et tous leurs charmes, en dépit de mes appareils, et pour une certaine classe de personnes et de maux. Mais, il est également hors de doute qu'une foule plus considérable de malades, dans des cas exceptionnels, pourront, grâce à mes moyens, jouir des avantages attachés à ces eaux thermales, soit qu'on transporte celles-ci, soit qu'on parvienne à les imiter, et qui, sans mon procédé, seraient complétement privés de ce secours.

Mes bains seront encore les bienvenus, même dans les thermes les mieux établis; pour en prendre au lit, dans certaines circonstances ; pour prolonger davantage leur action, même en compagnie et sans être obligé de passer deux ou trois heures dans une baignoire, au delà du temps prescrit; et pour en continuer l'effet, localement et sur quelque affection rebelle, pendant le reste du jour ou de la nuit.

Les bains en question sont, d'ailleurs, des occasions de voyages utiles à la santé, et des prétextes heureux, pour s'éloigner de certaines affaires pénibles ou désagréables, pour rompre ou former des relations, pour des parties de plaisir, de distraction, et comme des passe-temps qui seront toutours, quoi qu'on en puisse dire, le partage exclusif des personnes riches.

XIII. Le médecin, le vétérinaire, la sage-femme, l'homme prudent, l'ami du pauvre et des malades ne manqueront pas d'avoir de l'imperméable, constamment sous la main, afin d'être toujours en mesure de porter du secours, de prendre ou de donner un bain.

XIV. Le voyageur hésitera d'autant moins à se munir d'un peu de ce précieux tissu, qu'il est léger et peu volumineux. J'en ai toujours eu, en Italie, environ une demi-aune sous la main, et cette *baignoire*, que j'avais partout à ma disposition, ne tenait pas plus de place, dans ma poche, qu'une paire de gants. Je m'en suis servi, au moins vingt fois, pour démontrer mon nouveau système de bains ; et j'en ai fait encore le plus heureux usage, contre une pleurésie musculaire et, dix jours après, contre une bronchite aiguë, que j'avais gagnées en me rafraîchissant, imprudemment et trop agréablement, dans ces contrées brûlantes. Ces affections, qui auraient pu devenir graves, à mon âge et en voyage, ont été l'une et l'autre emportées et dissipées, en moins d'une heure [1].

Je prie, d'ailleurs, tous ceux qui auraient quelques doutes sur l'opportunité et l'utilité d'une *si petite* pièce de tissu imperméable, d'une baignoire aussi exiguë, de revoir ce que j'ai dit contre les bains généraux et en faveur des bains locaux, et de bien se pénétrer de cette grande vérité pratique : *que les bains très-circonscrits sont amplement suffisants, dans la grande majorité des cas. Ils constituent* LA RÈGLE, *dont les grands bains ou les bains entiers ne sont*

---

[1] Est-il un médicament ou un mode de traitement dont on puisse dire : qu'il ne peut jamais faire de mal ; qu'il est, le plus souvent, heureux et qu'il guérit fréquemment, sans autre secours ? Ils ont tous, au contraire, des inconvénients d'autant plus graves, qu'ils offrent des avantages plus précieux. Ce n'est pas le cas de mes bains.

que la très-rare EXCEPTION. Cette règle est de la plus haute importance pratique.

XV. L'application des ventouses scarifiées et des sangsues, qui exigent parfois un bain entier, sera maintenant précédée et suivie d'un de nos bains. Disons plutôt que ces moyens de dégorger et de débarrasser un organe malade seront beaucoup moins nécessaires, et qu'un de ces bains triomphera mieux de certains maux, que les ventouses, les sangsues et même les saignées générales, dont on fait un trop fréquent usage.

XVI. La force et l'épaisseur d'un carré long et d'une cravate augmentent, en les pliant sur eux mêmes, et vont toujours en doublant, comme les chiffres 2, 4, 8, 16, etc. Leur largeur diminue, au contraire, de moitié, comme les fractions 1⁄2, 1⁄4, 1⁄8, 1⁄16.

XVII. Farcir de charpie sèche les lèvres et la surface d'une plaie, c'est y placer un *corps étranger*. Or, et à moins de prétendre que celui-ci soit utile et le plus inoffensif

de ceux qui existent dans la nature, la
chirurgie veut qu'on en fasse incessamment
l'extraction, et qu'on lui substitue, en les
appliquant mollement, des corps moins
nuisibles; c'est-à-dire, le *coton* ou l'EAU.
Cette dernière aura une température constamment uniforme et égale, autant que
possible, à celle du blessé; et elle sera portée par du calicot ou par une mousseline,
dont la délicatesse et la douceur au toucher ne laisseront rien à désirer.

XVIII. On ne perdra pas de vue cette
considération nouvelle, et de la plus haute
importance : Que dans tous les lieux, les
ANIMAUX DOMESTIQUES seront également en
possession, et dès aujourd'hui, de ce même
mode de traitement, qu'ils en retireront
les mêmes avantages que nous et dans les
mêmes circonstances que l'homme.

XIX. Quelques lignes sur l'historique de
ces bains ne seront pas déplacées ici, si l'on
veut bien considérer qu'elles me fourniront
l'occasion de m'acquitter d'un devoir pa-
ternel, aussi impérieux que doux à remplir.

En 1841, j'eus l'honneur de lire, à
l'Académie des Sciences, une note sur les
appareils, inventés *par mon fils, pour la
localisation des bains.* C'était un premier
pas vers un progrès d'une immense portée,
puisqu'il indiquait formellement, « l'usage
« d'agents propres à fixer une couche,
« plus ou moins *légère,* de liquide, sur la
« région du corps, à l'aide soit de tubes
« métalliques, appropriés à la forme et
« au volume des diverses parties, soit de
« tissus imperméables à l'eau. »

Mais la voie a été mieux tracée encore,
lorsque, s'occupant des moyens de *trans-
natation,* qu'il a communiqués également
à l'Académie, mon fils s'est occupé, plus
spécialement, à *isoler* l'eau et à la *dompter,*
avec ce genre de tissus et, en particulier,
avec la toile dont il indique la préparation. Mon fils ne m'a donc guère laissé que
l'avantage de *généraliser* et *simplifier* ses
procédés et ses moyens, et surtout de répéter avec lui, en terminant ce travail :

« Qu'avec ce même tissu, chacun pourra

établir, *à très-bas prix également*, des appareils de *sauvetage et de transnation*, à
l'aide desquels on bravera les eaux *sans
mouiller ses vêtements*, et on ira, sans
crainte, au secours de naufragés ou de
malheureux, qui sont menacés d'être en-
gloutis dans les flots. »

RÉSUMÉ.

1° Le bain consiste en une couche de
liquide, mis en contact avec la peau, dont
on empêche l'écoulement et l'évaporation
et dont on conserve la chaleur, pendant
un temps plus ou moins long.

2° Ce liquide est porté sur la peau, par
tous les corps qui ont la propriété de s'imbiber ou s'abreuver d'eau, et de la retenir
dans leurs interstices ou cellules.

3° La faculté de maîtriser et d'empri-
sonner l'eau, comme dans une vessie et
beaucoup mieux que par une baignoire,
est le propre des tissus IMPERMÉABLES.

4° La chaleur du bain est artificielle ou

naturelle, et d'autant plus facile à établir et conserver, qu'il ne peut jamais être question que d'une très-minime quantité d'eau, d'une simple humidité.

5° Il est facile et précieux de maintenir cette température, à peu de chose près, égale à celle du corps ou de la peau.

6° Le lit, un appartement et des vêtements chauds peuvent conserver cette chaleur uniforme et permanente pendant environ douze heures.

7° Le bain est très-rarement général, et ne doit s'appliquer que sur les seules parties qui en ont besoin.

8° Il est essentiel d'attacher et fixer solidement le bain, au moyen des objets qui sont propres à entourer, lier et serrer.

9° Mes bains remplaceront tous les cataplasmes, toutes les fomentations chaudes et la majeure partie des froides.

10° Ils se combineront, le plus souvent, avec un degré plus ou moins considérable de compression.

11° Ils remplaceront la charpie, les com-

presses et les bandes, dans les pansements, soit pour prévenir l'aggravation,
soit pour hâter la guérison du mal.

12° Ils pourront se prendre dans toutes
les positions et attitudes qu'on voudra
choisir.

13° Les masses vont être mises en possession d'un moyen de la plus haute portée, et qui ne manquera pas d'être émi-
nemment POPULAIRE, pour des cas soit de
médecine, soit de chirurgie, soit d'hy-
giène.

14° L'imperméable est encore destiné,
comme objet de vêtement, à venir au se-
cour des populations, contre les intempé-
ries de la saison, et à servir surtout aux
SOLDATS et aux MARINS, aux INDIGENTS et
aux PROLÉTAIRES.

15° Tout le monde, enfin, pourra trouver, dans ce même tissu, un moyen de
SAUVETAGE, aussi commode que facile et
peu dispendieux.

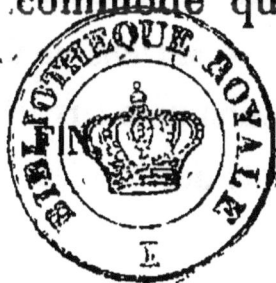

TABLE.

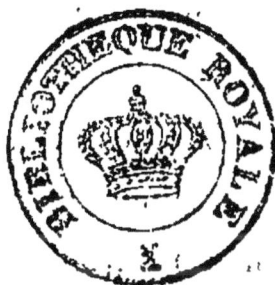

www.ingramcontent.com/pod-product-compliance
Lightning Source LLC
Chambersburg PA
CBHW071913200326
41519CB00016B/4593

* 9 7 8 2 0 1 3 5 3 5 9 5 3 *